MURIEL IGHMOURACÈNE

Le guide de l'allaitement en 150 questions

LAROUSSE

Merci à ma fille d'avoir accepté, tant bien que mal, de voir sa maman pianoter de longues heures sur son clavier au lieu de l'emmener faire quelques tours de manège ! C'était pour la bonne cause : permettre à de nombreuses autres personnes une histoire d'allaitement aussi belle que la nôtre !

Merci à mes amis et à ma famille d'accepter mon hyperactivité et de ne pas me tenir rigueur des anniversaires oubliés et des rendez-vous manqués dans les périodes de rush intense…

Merci à celles qui me suivent sur mon blog, sur les réseaux sociaux ou au travers de mes livres, pour leur soutien sans faille et leurs marques d'amitié régulières.

Merci à celles qui ont partagé avec moi leurs interrogations autour de l'allaitement et m'ont permis d'aborder un éventail de questions aussi large que possible.

Merci à celles qui m'ont confié leurs témoignages d'allaitement, souvent bouleversants, parfois difficiles, toujours tellement justes.

Merci à mes éditrices pour leur patience et leur accompagnement au cours de ce travail exigeant qu'est la rédaction d'un ouvrage sur un thème aussi riche et complet !

Direction de la publication :
Isabelle Jeuge-Maynart et Ghislaine Stora
Direction éditoriale : Émilie Franc
Responsable éditoriale : Nathalie Cornellana
Illustrations : Clerpée
Adaptation graphique et mise en page : Sophie Compagne
Couverture : Géraldine Lamy et Claire Simonet

ISBN : 978-2-03-598384-8

PRÉFACE

Allaiter ou ne pas allaiter, telle est souvent la question.

Et si j'allaite, combien de temps le faire ? À quel âge sevrer mon bébé ? Devrai-je arrêter d'allaiter lorsque je reprendrai le travail ? Est-ce que j'aurai assez de lait ? Et mes seins, seront-ils comme avant ? Est-ce que je vais aimer ça ?

Au cours de ma vie, j'ai croisé de nombreuses femmes qui se posaient des dizaines de questions sur l'allaitement, souvent les mêmes : lorsque je travaillais en maternité comme infirmière puéricultrice, lorsque j'étais directrice de crèche, et même très souvent sur le Web – je suis également blogueuse, et mes lectrices me savent consultante en lactation.

Le Web, c'est d'ailleurs le meilleur allié et le pire ennemi des femmes qui s'interrogent sur l'allaitement : elles peuvent y trouver des mines d'informations, le soutien virtuel et néanmoins précieux d'une communauté solidaire, informée et concernée, des contacts pour se faire aider en cas de difficulté. Mais elles y rencontrent souvent aussi beaucoup de réactions enflammées : l'allaitement déchaîne les passions, renvoie chacune à elle-même, à sa propre naissance, à sa parentalité. Il est fréquent d'y voir de jeunes mamans chahutées parce qu'elles allaitent trop ou trop peu, trop discrètement ou avec trop d'impudeur, qu'elles sont trop babas cool ou trop *working girls* !

Quoi qu'on fasse, en matière d'allaitement comme dans bien d'autres domaines, on en fait toujours trop pour certains et pas assez pour d'autres.

Cela étant posé, on peut donc choisir de s'affranchir le plus sereinement possible du regard que telle ou telle partie de la société pose sur nous.

Allaiter ou non, c'est un choix personnel, intime, familial. Parfois viscéral. Cela ne se juge pas.

C'est dans cet état esprit que j'ai voulu écrire ce livre : bien entendu, je suis consultante en lactation certifiée IBCLC, et j'ai allaité ma propre fille dix-huit mois ; il serait donc malvenu de ma part de prétendre que je ne suis pas favorable à l'allaitement !

Cela ne m'empêche pas de défendre avec conviction la liberté de chacun de disposer de son corps, de faire ses propres choix parentaux, et d'espérer ardemment que les parents se sentent solidaires les uns des autres, qu'ils se reconnaissent ou pas dans les choix d'autrui !

Éviter de juger et s'affranchir de sa propre culpabilité, voilà ce que j'aimerais que chacun d'entre nous parvienne à faire, en ce qui concerne la parentalité en général, et l'allaitement en particulier. Une mère qui allaite trois ans n'est pas une meilleure mère qu'une mère qui allaite trois jours.

J'ai voulu écrire ce livre afin de répondre à toutes les questions que vous vous posez : pour apporter les premières réponses, même si chaque cas est particulier ; pour que vous n'hésitiez pas à faire appel à des professionnel(le)s de la lactation en cas de difficulté ; pour que vous puissiez surmonter les obstacles et poursuivre l'allaitement aussi longtemps que vous le souhaitez ; pour que vous puissiez choisir si vous allaiterez ou pas ; pour que vous puissiez sevrer votre bébé dans de bonnes conditions.

J'espère que cet ouvrage remplira son rôle et vous permettra d'envisager sereinement l'arrivée de votre bébé, cette tempête tropicale qui vous comblera autant qu'elle vous bouleversera…

Bonne lecture à toutes et, je l'espère, à tous !

SOMMAIRE

Les titres bleus renvoient aux encadrés.

L'ALLAITEMENT AU QUOTIDIEN 97

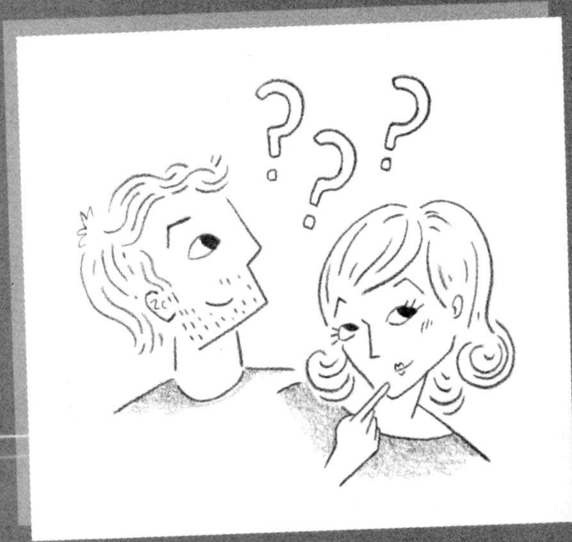

L'ALLAITEMENT :
POUR QUI ? COMMENT ?

Comment surmonter un premier échec d'allaitement ?

Chaque histoire d'allaitement est unique.

Si vous abordez cette question en vue d'un nouvel allaitement, détachez-vous autant que faire se peut de votre première expérience – c'est toujours tellement plus facile à dire qu'à faire ! Essayez de noter de façon aussi objective que possible les problèmes que vous avez précédemment rencontrés, et quelles réponses vous pourriez y apporter si cela se présentait à nouveau.

Vous avez manqué de soutien ? Glissez dans votre valise les coordonnées de plusieurs consultantes en lactation de votre région. (Vous pouvez également rencontrer une de ces professionnelles durant votre grossesse, afin d'évoquer ces difficultés avec elle et de vous assurer ainsi que ce nouvel allaitement va marcher !)

Votre mère vous a répété en boucle que vous n'y arriveriez pas car elle-même n'avait pas réussi ? Évitez de lui demander de l'aide concernant l'allaitement…

À chaque problème sa solution.

Si votre souvenir est très négatif, au point que vous n'envisagiez plus d'allaiter, essayez de tourner cette page et de ne plus y penser. En effet, de nombreuses mamans évoquent comme une blessure plus ou moins profonde – même des années après – un allaitement qui ne s'est pas déroulé comme elles le souhaitaient : pas aussi facilement, pas aussi longtemps, pas aussi sereinement.

Tout d'abord, nous les femmes avons cette fâcheuse tendance d'exiger de nous-mêmes bien plus que ce que nous pouvons faire, et nous estimons que ce n'est jamais assez.

J'ai un scoop pour vous : nous faisons de notre mieux, et c'est louable ! Nous sommes des mères « suffisamment bonnes » comme le disait Donald Winnicott (pédiatre et psychanalyste britannique). Et nous devrions toutes nous sentir comme telles, que nous ayons allaité une heure, une année… ou pas du tout.

Être une « bonne mère », c'est aussi accepter que nous avons fait de notre mieux, même si ce mieux n'est pas à la hauteur de nos espérances.

Parlez de votre expérience à votre entourage, à une consultante en lactation, à votre enfant, à votre psy, à vos amis, à votre homme, à qui vous voulez : parlez-en jusqu'à ce que vous vous sentiez en paix avec votre histoire, jusqu'à ce que vous n'ayez plus de pincement au cœur lorsque vous voyez un bébé téter goulûment. Pardonnez-vous, pardonnez à ceux qui ne vous ont pas aidée, et allez de l'avant !

Ressent-on des sensations étranges durant l'allaitement ?

Tante Gilberte vous a assuré qu'il n'y avait rien de plus naturel, tandis que votre belle-mère a arrêté d'allaiter uniquement parce qu'elle sentait des choses… étranges du côté de ses tétons lorsque son fils prodigue tétait.

Comme souvent en matière d'allaitement, vous entendrez tous les sons de cloche : c'est normal, car chaque cas est unique. Il arrive que certaines femmes ressentent une stimulation proche de l'excitation sexuelle durant les tétées. Cela peut advenir au début de l'allaitement, des semaines ou des mois après : là encore, il n'y a pas de règle. Mais si l'on n'est pas prévenue, cela peut être très déroutant. Pas de panique ! Cette stimulation, d'ordre purement « mécanique », est juste une réaction normale d'une zone parfois érogène et ne signifie en rien quoi que ce soit d'autre.

Peut-on choisir d'allaiter ou pas sans être jugée ?

Les temps sont durs pour les mères, bien souvent parce qu'elles sont les premières à être dures entre elles ! J'ai rencontré beaucoup de mamans pour qui l'envie d'allaiter ou non ne correspondait pas à l'image du camp auquel elles étaient censées « appartenir ». L'étiquette sociale devient un frein supplémentaire à un choix déjà parfois difficile. On peut souhaiter allaiter sans pour autant être proche de l'image d'une femme très maternante ou axée sur la nature, comme ne pas se sentir prête et être néanmoins dans une relation très fusionnelle avec son bébé.

Aucun allaitement ne ressemble à un autre, et il est important de se départir autant que possible des représentations sociales que l'on croit déceler, d'écouter ses envies profondes. Certains clichés empêchent d'imaginer que des mères très actives, qui travaillent, sont féminines et ont une vie sociale riche, sont aussi de jeunes mères qui allaitent avec bonheur plusieurs mois, voire plusieurs années. C'est pourtant cela, la réalité, et il appartient à chacune d'entre nous d'œuvrer pour sa propre liberté de choix tout autant que pour celle de la mère voisine, même si nos convictions ne sont pas les mêmes…

L'allaitement est-il un frein à la vie sexuelle ?

Au moment de la grossesse et de l'arrivée d'un enfant, on ne peut pas nier que le couple et la vie sexuelle soient un peu mis à l'épreuve !

Lorsque vous allaitez, vos seins ne sont plus seulement une zone érogène, et cela peut vous perturber, vous et votre compagnon.

Mais il n'y a pas de règle ! Certains hommes aiment voir la poitrine de leur compagne plus pulpeuse, gorgée de lait, tandis que d'autres préfèrent tenir cette même poitrine à distance le temps de l'allaitement.

Quant à vous, il se peut que vous n'appréciiez pas que votre homme la touche, par crainte d'un écoulement de lait, parce que vous appréhendez de nouvelles sensations ou encore parce que vous avez le sentiment qu'il « vole » vos seins à votre bébé…

Sachez que, durant l'allaitement, la muqueuse vaginale est souvent moins lubrifiée. Certaines femmes s'inquiètent d'une baisse de leur libido alors qu'il ne s'agit que d'une simple réaction hormonale : si cela vous arrive, utilisez des lubrifiants adaptés le temps de l'allaitement.

Il est important de se laisser du temps après la naissance d'un bébé pour retrouver sa vie de couple, sans pour autant l'oublier !

Vous pouvez avoir une vie sexuelle parfaitement épanouie en allaitant, en particulier si vous dialoguez beaucoup avec votre partenaire et que vous respectez vos envies et besoins mutuels.

Ce qui fait de vous des parents aujourd'hui, c'est avant tout votre histoire d'amour, votre histoire de couple, et donc aussi votre sexualité. Mais il est normal de mettre un certain temps à vous remettre physiquement de l'accouchement et de vous faire l'un et l'autre à toutes ces nouveautés !

Est-il plus simple de voyager avec son bébé lorsqu'on allaite ?

Que ce soit en voyage ou lorsque l'on sort faire quelques courses, l'aspect pratique de l'allaitement est indéniable ! Le lait est toujours prêt, à bonne température, stocké dans de parfaites conditions d'hygiène et disponible à volonté !

Si, au début, les sorties avec un premier bébé demandent un peu d'organisation – que l'on allaite ou pas d'ailleurs –, vous verrez que les suivantes seront un vrai jeu d'enfant ! Si vous voyagez en avion notamment, personne ne vous demandera de goûter votre lait pour prouver qu'il ne s'agit pas d'un puissant explosif…

Vous apprendrez vite à allaiter discrètement en tout lieu et en toute circonstance, et vous pourrez apprécier la liberté que cela confère, tant pour quelques sorties dans le quartier que pour faire le tour du monde avec un bébé calme et rassasié !

BOUGER AVEC BÉBÉ

Au début, vous aurez tendance à prendre assez d'affaires pour des triplés. Pensez à faire des listes pour éviter un surplus de bagages !

VRAI/FAUX

Si j'allaite, je ne pourrai pas boire d'alcool ?

On estime que le taux d'alcool dans le lait est le même que dans le sang. C'est pourquoi il est recommandé d'éviter toute boisson alcoolisée pendant l'allaitement. Par ailleurs, sachez que plus votre bébé est jeune, plus l'alcool peut avoir d'impact sur ses organes encore immatures.

Si vous souhaitez, très exceptionnellement, vous autoriser un verre de vin, sachez que le pic d'alcool dans le sang – et donc dans le lait – se situe entre 30 minutes et 1 h 30 après l'ingestion du verre. Mieux vaut donc le boire juste après une tétée, afin que votre alcoolémie diminue avant la tétée suivante.

Au-delà d'un verre de vin, n'allaitez pas votre bébé, mais donnez-lui du lait que vous aurez tiré au préalable.

Si j'allaite, je ne pourrai pas fumer ?

Enceinte ou en cours d'allaitement, l'idéal est, bien sûr, de ne pas fumer. Néanmoins, certaines femmes ne réussissent pas à arrêter complètement. Malgré tout, de nombreuses études réalisées autour du tabac et de l'allaitement démontrent qu'il reste bénéfique d'allaiter même lorsque la mère est fumeuse.

Quelle est la place du papa dans l'allaitement ?

Pour certains hommes, durant la grossesse, l'une des premières images de leur paternité est de se voir donnant un biberon à leur bébé.

Avant l'accouchement, et dans les semaines qui suivent, il est important que vous échangiez beaucoup afin que le rôle et la place de chacun soient clairement définis. Bien sûr, si vous allaitez, le papa ne donnera pas le biberon, ou peut-être occasionnellement, dans un second temps. Mais il peut aussi donner le bain, vous faire à manger – et donc nourrir son enfant, par ricochet –, se lever la nuit pour aller chercher votre bébé afin que vous lui donniez le sein, etc.

Il existe autant de façons de répartir les rôles des parents qu'il existe de bébés !

En ce qui concerne l'allaitement, le rôle du père d'un bébé allaité est notamment de soutenir sa compagne et de l'assister dans les tâches quotidiennes.

Je me souviens de ce jeune papa, vu un jour au restaurant, qui donnait à manger à sa femme à la fourchette tandis qu'elle allaitait leur bébé.

Le papa peut prendre en charge de nombreux autres domaines, tels les soins – c'est vital pour le bien-être de la jeune maman, d'ailleurs –, et aura ainsi tout le loisir de créer un lien privilégié avec son bébé.

S'il se sent exclu au moment de la tétée, n'hésitez pas à lui dire de vous prendre dans ses bras pour passer ce moment à trois ! TOUT est possible, et chacun est indispensable.

Le partage des tâches est primordial dans un couple, en particulier dans un couple parental, mais il est important de garder à l'esprit qu'il y en a bien assez pour que chacun en réalise de nombreuses !

Est-ce qu'il n'est pas trop fatigant de se lever la nuit pour allaiter ?

Ce qui est fatigant, c'est surtout d'être parent d'un enfant en bas âge, et aussi de se remettre de l'accouchement !

Les premières semaines, certains parents choisissent de faire dormir leur bébé dans leur chambre, ce qui leur permet de ne pas avoir à allumer toutes les lumières, de ne pas avoir beaucoup de distance à parcourir et de se rendormir rapidement une fois le bébé rassasié.

Si vous deviez vous lever pour préparer un biberon, le faire chauffer, et que votre bébé attende en pleurant durant ce temps, vous ne vous rendormiriez sans doute pas plus vite !

Les premières semaines d'allaitement, il est recommandé d'éviter de « sauter » une tétée, cela pourrait avoir une influence sur votre lactation et la diminuer.

Au bout de six à huit semaines, si vous avez besoin de dormir une nuit entière, vous pouvez tirer votre lait et laisser le papa s'occuper de tout. Mais il n'est pas impossible que vous soyez réveillée malgré tout par vos seins trop gorgés de lait, votre homme en panique ou les pleurs de votre bébé, que vous ne pourrez feindre d'ignorer…

JOUR ET NUIT

Voici quelques trucs pour aider bébé à se repérer et à faire la distinction entre le jour et la nuit :

– laissez les volets ouverts lorsqu'il dort dans la journée ;

– si vous souhaitez utiliser une veilleuse, choisissez une lumière très douce ;

– le jour, vivez normalement, sans rechercher le silence absolu, et inversement, la nuit, faites en sorte que le calme règne dans la maison.

Suis-je une « mauvaise mère » si je n'arrive pas à allaiter ?

Implicitement, voilà le message que les mamans reçoivent lorsque leur allaitement échoue, et la culpabilité qui en découle est souvent importante. Chaque mère connaît des réussites, des échecs et des remises en question ; chaque mère fait des erreurs ou n'agirait pas exactement de la même façon si c'était à refaire.

Réussir un allaitement, c'est parfois d'une facilité déconcertante, quelquefois plus difficile. Si l'on n'a pas la chance d'être accompagnée, informée, si, face à une équipe médicale qui ne soutient pas notre choix d'allaiter, on redoute que notre bébé perde trop de poids, si l'on a trop mal, il peut arriver – et c'est malheureusement encore très fréquent – que l'allaitement ne se mette pas correctement en route, et ce malgré toute notre bonne volonté de jeune maman souvent épuisée. Vous n'êtes pas une mauvaise mère si vous ne parvenez pas à allaiter, tout comme vous n'êtes pas une mauvaise mère si vous choisissez de ne pas le faire.

Il est important de cesser de culpabiliser lorsque surviennent des obstacles.

A priori, les parents font ce qu'ils croient bon pour leurs enfants, à part dans de rares cas, et il n'existe aucun parent parfait depuis que le monde existe, cela se saurait !

Pourquoi est-ce parfois si compliqué d'allaiter ?

Allaiter peut ressembler à un parcours du combattant. Afin qu'un allaitement soit réussi, de nombreux facteurs entrent en ligne de compte. Quelquefois, toutes les planètes semblent parfaitement alignées pour que cela se produise, un peu comme le tirage du Loto dans l'ordre du premier coup, mais d'autres fois, c'est plutôt Space Mountain !

Voici une petite liste non exhaustive des obstacles qui peuvent se mettre en travers de votre flot de lait.

- **La douleur, les crevasses :** votre bébé est mal positionné ou n'ouvre pas bien la bouche.
- **La prématurité :** votre bébé est né quelques semaines avant terme et a du mal à téter.
- **Un entourage réfractaire :** votre compagnon, qui a le sentiment que le bébé lui vole son territoire ; votre belle-maman, qui vous trouve affreusement rétrograde d'allaiter et craint que votre lait « ne soit pas assez bon » ; l'équipe de la maternité ou votre pédiatre, qui semblent remettre en cause votre allaitement, etc. Il a été démontré que le soutien de l'entourage – en particulier du compagnon – augmentait significativement la réussite de l'allaitement.
- **Une séparation prolongée après la naissance :** c'est la stimulation fréquente de vos seins dès la naissance qui garantit la mise en place d'une lactation abondante.
- **Le manque d'information :** beaucoup de futures mamans, persuadées que l'allaitement est une chose simple et naturelle, ne s'informent pas forcément avant la naissance sur les recours possibles en cas de difficulté et peuvent se trouver démunies lorsqu'un problème se présente.

Pourquoi on ne m'a pas dit que ce serait si facile d'allaiter ?

Parfois, allaiter est un tel jeu d'enfant que la jeune maman se demande pourquoi on en a fait tout un foin avant la naissance… Chaque expérience est unique : une jeune mère peut parfaitement vivre un premier allaitement idéal, puis un allaitement plus difficile à mettre en route, et vice versa.

Il arrive que le bébé et la maman trouvent les positions d'allaitement qui leur conviennent à tous deux, que le nourrisson ouvre très bien la bouche pour prendre l'aréole tout entière et ainsi ne causer ni douleur ni crevasse à sa maman, qu'il tète spontanément et souvent afin que la montée de lait survienne rapidement, etc.

Difficile de savoir, avant d'y être, si vous trouverez cela d'une facilité déconcertante ou, au contraire, si vous n'auriez pas imaginé que ce soit si compliqué.

Cela fait partie des nombreuses surprises que réserve la maternité !

POUR INFO

Pour rappel, l'OMS (Organisation mondiale de la santé) recommande d'allaiter au sein jusqu'aux 6 mois du bébé de façon exclusive, et de 6 mois à 2 ans en complément d'une alimentation solide.

L'introduction de nouveaux aliments – la diversification – est une étape importante dans la vie de l'enfant. Il est recommandé de la commencer lorsque ce dernier a 6 mois révolus ; elle doit se faire progressivement.

Néanmoins, si votre enfant semble vouloir goûter ce que vous mangez, qu'il s'agit d'un aliment qu'il peut mâcher et qui n'est pas contre-indiqué à son âge, pourquoi pas ?

Suis-je une « mauvaise mère » si j'allaite trop longtemps ?

Autour de l'allaitement plane souvent le mythe de la « mauvaise mère » : les femmes se sentent de « mauvaises mères » si elles n'allaitent pas, si elles allaitent trop, si elles allaitent trop longtemps, si elles allaitent une durée « raisonnable » mais pas exclusivement… STOP !

Il est vrai qu'au-delà des 6 mois de votre bambin, il se peut que les sourcils commencent à se froncer interrogativement lorsque vous direz que vous allaitez toujours.

Parfois, c'est au-delà de 3 mois seulement que certaines personnes commencent à trouver cela « suspect ». Allaiter ou pas, longtemps ou brièvement, c'est une histoire très personnelle pour chacune d'entre nous. Comment ne pas s'étonner qu'une femme allaite son bébé durant trois ans si notre propre mère n'a jamais voulu nous donner le sein, par exemple ?

L'allaitement engendre très souvent des réactions passionnées, disproportionnées.

Il me semble important de ne pas porter de jugement sur les choix des mères qui nous entourent – autant que de ne pas se braquer si l'on sent un regard peu bienveillant à l'égard de notre allaitement.

Chaque couple parental devrait se sentir libre, une fois informé, de choisir la durée d'allaitement maternel qui leur convient.

Les allaitantes sont-elles des « hippies rétrogrades » et les biberonnantes des « mères indignes » ?

Il existe de nombreux clichés autour des mères qui allaitent et de celles qui n'allaitent pas. Les premières seraient, dans l'inconscient collectif, des babas cool qui se promènent toute la journée en espadrilles sans maquillage, esclaves de leurs bambins, tandis que les autres seraient des *working girls* accomplies, un poil mères indignes. Drôlement réducteur, n'est-ce pas ?

Heureusement, rien n'est jamais tout blanc ou tout noir, et toutes les mères sont un savant mélange de palettes colorées : oublions les clichés !

Nombreuses sont les *working girls* qui ont allaité trois ans, la plupart du temps sans que personne ne soit au courant à part leur entourage proche. Et beaucoup d'adeptes des espadrilles n'ont pas choisi l'allaitement maternel !

Personne ne sort grandi de ces étiquettes et rivalités qui dégénèrent fréquemment en batailles sanguinaires sur les réseaux sociaux !

Comment faisait la grand-mère de ma grand-mère ?

Depuis la nuit des temps, les femmes allaitent. Alors, avec toutes les connaissances que nous avons acquises, notre savoir, Internet et les nombreux réseaux, on se dit que cela doit être simple d'allaiter.

Ce n'est pas toujours le cas…

La grand-mère de votre grand-mère a probablement allaité sans le moindre souci, mais peut-être aussi a-t-elle confié son bébé à une nourrice qui le nourrissait au sein.

Pour la grand-mère de votre grand-mère, hormis si elle faisait partie des plus hautes sphères de la société, l'allaitement n'était pas vraiment une option. Toutes les femmes de son entourage allaitaient, savaient comment allaiter, avaient leurs trucs et astuces, des remèdes à se transmettre pour surmonter les difficultés.

Et puis, surtout, il s'agissait d'une autre époque où l'on vivait en tribu, en clan, en communauté. Les tout jeunes parents n'étaient pas aussi isolés qu'aujourd'hui, ils n'avaient pas autant de tâches quotidiennes à accomplir seuls. Il ne s'agit pas ici de juger si c'est mieux ou moins bien, mais il faut admettre que le contexte est très différent. Ce qui se transmettait autrefois de génération en génération passe désormais par d'autres biais.

Votre mère et votre belle-mère n'ont pas allaité ? Qu'importe, elles vous apprendront autre chose, et vous pouvez fréquenter des groupes de soutien à l'allaitement ou des forums autour de ce thème sur le Web !

Puis-je essayer d'allaiter même si je ne continue pas ?

Oui, bien sûr. Peut-être ne donnerez-vous que la tétée de bienvenue, pour voir, par acquit de conscience, au cas où. Peut-être choisirez-vous effectivement de ne pas allaiter parce que c'est impossible à imaginer pour vous. Peut-être que cette première tétée vous donnera envie de poursuivre l'allaitement (deux jours, deux mois, deux ans ?).

Vous-même pouvez difficilement prévoir ce qu'il adviendra ! Peu importe : bannissez les projections de votre esprit. Quel que soit votre choix final, cela ne fera pas de vous une « mauvaise mère » !

Est-ce que toutes les femmes peuvent allaiter ?

Physiologiquement, OUI ! À part dans de très rares cas, lorsque des pathologies rarissimes (la plupart du temps connues avant la grossesse) empêchent la lactation, toutes les femmes qui ont eu un bébé peuvent l'allaiter.

Cela peut être plus difficile pour celles qui ont subi une chirurgie mammaire ou ont les mamelons très ombiliqués, mais c'est rarement impossible.

En revanche, toutes les femmes ne souhaitent pas allaiter, et même parmi celles-ci, toutes n'aimeront pas cela.

Allaiter, est-ce pratique ?

Lait toujours à bonne température, prêt à être servi instantanément et à volonté dans des conditions d'hygiène parfaites, disponible sans le moindre accessoire (exit le biberon, le goupillon, le chauffe-biberon) : oui, l'allaitement est très pratique. Seule contrainte : la mère du bébé doit se trouver à proximité immédiate en permanence, au moins durant les six premières semaines. Cela peut être contraignant pour certaines, alors que d'autres ne s'imaginent pas quitter leur nouveau-né une seule seconde durant cette période. L'important est de s'écouter. Si vous faites partie des mamans qui ont besoin d'air, dites-vous déjà que c'est absolument légitime, et tirez votre lait pour que la personne à qui vous confierez votre bébé durant votre absence puisse le lui donner. Mais avant 6 semaines, il est préférable de ne tirer votre lait que de façon très exceptionnelle pour ne pas mettre en péril votre lactation, encore en cours d'installation, afin d'éviter que vos seins ne soient pas stimulés plusieurs heures consécutives – à moins que vous ne vous absentiez avec votre tire-lait !

Comment marche l'allaitement ?

Lors de la grossesse, sous l'influence des hormones (œstrogène et progestérone en particulier), les seins se préparent à l'allaitement. Du lait commence parfois à s'écouler dès le quatrième mois de grossesse. Le placenta freine ce processus, jusqu'à ce qu'il soit expulsé lors de l'accouchement. La prolactine et l'ocytocine assurent ensuite la production et l'éjection du lait. Les alvéoles qui constituent la glande mammaire sécrètent alors le lait grâce à leurs cellules lactifères.

Au fil des semaines, le rôle que jouent les différentes hormones dans la lactation diminue, et la production de lait devient autocrine. C'est la stimulation de la glande mammaire elle-même qui va entraîner cette production. C'est la raison pour laquelle il est primordial que votre bébé tète régulièrement et efficacement : de cette stimulation dépend la lactation. Dès que les cellules lactifères sont vides, elles sécrètent à nouveau du lait afin d'atteindre une production suffisante pour votre bébé.

D'une femme à l'autre, lorsque l'allaitement est bien mis en route, la quantité de lait fabriquée varie peu. En revanche, c'est la capacité de stockage du lait dans les alvéoles qui change : chez les femmes qui en stockent peu dans leurs seins, la vitesse de production de lait est souvent supérieure, et les tétées plus courtes et plus fréquentes. Ce phénomène explique en partie pourquoi la durée et la fréquence des tétées varient tant d'un bébé à l'autre, et donc l'impossibilité d'établir des normes en la matière.

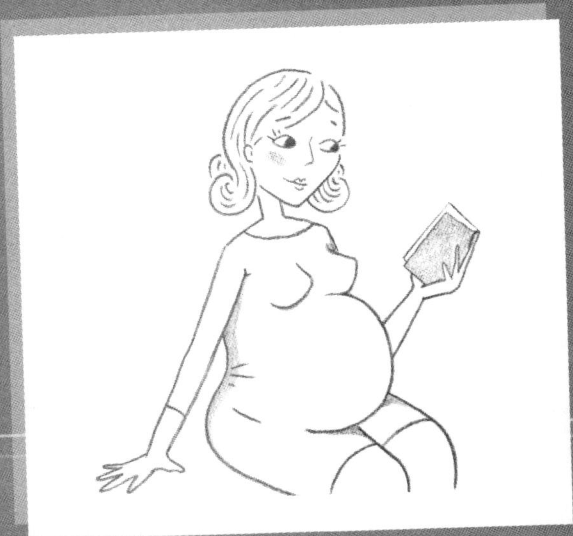

J'ATTENDS BÉBÉ :
LES QUESTIONS AVANT L'ALLAITEMENT

> Ne vous inquiétez pas,
> vous aurez assez de lait !
> Pour cela, gardez
> à l'esprit que votre bébé devra
> téter dès sa naissance, puis autant
> qu'il le souhaitera !

Est-ce que j'aurai du lait ?

Voici LA question que toutes les mamans et futures mamans se posent. Elles ont entendu tellement de légendes urbaines à propos du manque de lait, tant d'histoires de femmes autour d'elles qui n'avaient prétendument pas assez de lait, qu'elles ne peuvent s'empêcher de s'inquiéter à ce propos.

Pourtant, les cas où le processus de lactation ne peut se mettre en place sont rarissimes, et ne concernent que des pathologies précises, la plupart du temps connues des mamans avant leur grossesse.

Une mise en place tardive de l'allaitement ou encore un manque de stimulation de la lactation dès les premières heures de la vie d'un bébé sont les causes les plus fréquentes du manque de lait. En effet, ce qui entraîne la montée de lait et une lactation abondante, hormis la libération d'hormones à la naissance, c'est la stimulation des seins.

Si la maman est séparée du nourrisson juste après l'accouchement, si ce dernier a été très difficile et que la mère et le bébé sont épuisés, ou encore si l'on a dit à la maman que son bébé devait attendre 3 heures entre chaque tétée, il arrive que le processus de lactation soit mis à mal et que la montée de lait se fasse difficilement.

Si votre bébé est encore plus épuisé que vous après l'accouchement, rien de tel qu'un peu de peau à peau, sa bouche près de votre mamelon, pour le mettre en appétit !

D'un être humain à l'autre, les différences sont grandes. En revanche, quelle soit notre constitution, la composition du lait maternel est la même *(voir encadré ci-dessous)* chez toutes les femmes !

POUR INFO

Le lait maternel contient des vitamines, des sels minéraux, des oligoéléments, des glucides (sucres), des lipides (graisses) et des protéines en quantités parfaites pour votre bébé.

Mais les premiers jours qui suivent l'accouchement, avant la montée de lait, c'est le colostrum, un liquide jaune particulièrement riche en nutriments, vitamines et anticorps (vous en avez peut-être déjà vu perler pendant votre grossesse) qui rassasiera votre bébé. Ce liquide est très précieux pour sa santé car il est son premier moyen de défense contre les microbes.

La composition du lait varie au cours de la tétée : d'abord riche en eau et en lactose, il s'épaissit ensuite pour devenir plus chargé en matière grasse (d'où l'importance de laisser votre enfant téter un certain temps sur le même sein). Par ailleurs, sa composition change aussi en fonction de l'âge du bébé : au fil du temps, il contient de moins en moins d'anticorps et de matière grasse. Si vous allaitez deux enfants en même temps, sachez que le lait sera adapté aux besoins du plus jeune.

Est-ce que je vais y arriver (ma mère, ma cousine... n'ont pas réussi) ?

Les causes des échecs d'allaitement sont très variées. Le mieux est de ne pas tenir compte de tous les récits, et de prévoir en amont des solutions pour ne pas être confrontée aux difficultés rencontrées par votre mère, votre cousine ou vos amies Facebook.

Vous avez peut-être l'impression d'être écrasée sous le poids des témoignages d'allaitements ratés et craignez de ne pas passer au travers des mailles du filet, avec votre poisse habituelle ! Détendez-vous : gardez à l'esprit que l'on parle bien plus de ses échecs que de ses réussites. Un allaitement serein aura donc moins de chances de vous revenir aux oreilles.

Quand bien même toutes les histoires que vous avez entendues seraient vraies, dites-vous bien qu'il n'y a pas deux allaitements semblables, pas même pour une même mère !

Ce n'est jamais le même contexte, la même époque, le même bébé, la même maman, les mêmes seins, les mêmes conditions d'accouchement, la même envie d'allaiter, etc.

Informez-vous le plus possible avant la naissance pour avoir toutes les clés en main en cas de difficulté : votre boîte à outils, c'est la connaissance !

N'hésitez pas à rejoindre des communautés en ligne : vous y trouverez toujours quelqu'un pour vous aider à y voir plus clair, à toute heure du jour ou de la nuit.

Twitter ou Facebook ont sauvé bien des allaitements, soit grâce à de bonnes informations, soit juste pour avoir permis à de jeunes mamans de se sentir soutenues à un moment où leur moral vacillait…

Comment allaiter en public lorsqu'on est pudique ?

On imagine souvent qu'allaiter en public ne peut se faire qu'en montrant fièrement son sein gorgé de lait. Il n'en est rien, et il est important de tenir compte de sa propre pudeur, mais aussi de celle de son entourage.

Il existe désormais de nombreuses marques de vêtements d'allaitement tellement jolis que vos copines « nullipares » (qui n'ont pas d'enfant) vous demanderont où vous les avez trouvés (avant d'esquisser une moue de dégoût en découvrant l'aspect pratique des vêtements en question). Qu'il s'agisse de zips, de clips ou d'un simple pan de tissu à écarter légèrement, les solutions ne manquent pas pour allaiter en toute discrétion.

Si vous n'avez pas de budget à investir dans une garde-robe de ce type, vous pouvez aussi prendre l'habitude de mettre deux débardeurs l'un sur l'autre : lorsque vous allaitez, vous remontez l'un et abaissez l'autre. Ainsi, seul le strict nécessaire est découvert et se retrouve vite dans la bouche de votre bébé, à l'abri des regards.

Vous pouvez aussi opter pour un châle d'allaitement, qui se fixe autour de votre cou ou de vos épaules, ou pour un chapeau d'allaitement. Si, si, ça existe : il s'agit d'un chapeau à large bord que vous mettez à votre bébé lorsqu'il tète, le bord en question cachant ainsi ce sein que je ne saurais voir.

L'écharpe de portage peut également faire office de brise-vue : vous n'avez alors qu'à soulever légèrement ce que vous portez pour que votre bébé se nourrisse en route. Après quelques semaines vous serez une experte et pourrez même allaiter tout en marchant, en faisant vos courses, etc., sans que personne ne le remarque.

Si vous hésitez à allaiter par pudeur, chassez toutes vos préventions ! Les femmes que vous voyez allaiter sein au vent – dont j'ai fait partie – ont tout simplement une notion de la pudeur différente de la vôtre, pas celle de victimes n'ayant eu d'autre choix que d'exposer leur abondante poitrine aux yeux du monde !

Est-ce douloureux d'allaiter ?

La réponse est NON ! En début d'allaitement, vous pouvez ressentir comme des tiraillements, des chatouillements, parfois des sensations se rapprochant de l'excitation sexuelle, mais en aucun cas une douleur. Si l'allaitement fait mal, c'est qu'il y a un problème.

Or nous sommes encore trop nombreuses à croire que la douleur est normale : puisqu'il est écrit que nous enfanterons dans la douleur, nous pensons qu'il en est de même pour l'allaitement. Oui, nous sommes encore trop nombreuses à serrer les dents pour nous prouver à nous-mêmes et au reste du monde que nous sommes des guerrières, des vraies : même pas mal !

Pourtant la douleur est LE signe qu'il faut réagir vite : est-ce une mauvaise position d'allaitement ? Votre bébé qui ouvre mal sa bouche ? Ou qui prend mal le sein ? Dans ce cas, il faut vite identifier la cause du problème, pour éviter l'apparition de crevasses, qui peuvent parfois faire mal au point de forcer à stopper l'allaitement.

Si vous souffrez lorsque votre bébé tète – en dehors de quelques tiraillements en tout début de tétée –, c'est que quelque chose ne tourne pas rond.

Est-ce que l'allaitement abîme les seins ?

Durant la grossesse, la poitrine et le ventre sont soumis à de grandes variations hormonales et à des changements de volume brutaux. C'est plutôt à cette occasion que la peau des seins risque d'en souffrir un peu, et que leur texture se modifie.

Le temps de l'allaitement, sous l'effet des hormones, la peau reste tendue et les seins fermes : c'est donc uniquement lorsqu'elles l'arrêtent que les femmes peuvent avoir la surprise de découvrir que leur poitrine a perdu un peu de densité, rattrapée par la dure loi de l'attraction terrestre, et s'apercevoir qu'elle a quelques vergetures.

En prévention, choisissez dès le début de la grossesse un soutien-gorge bien adapté à votre poitrine. Si vous le supportez, renforcez la tonicité de vos seins avec des douches d'eau froide.

Pour la poitrine comme pour le reste du corps durant la grossesse, il y a de très grandes disparités entre les femmes, et rien qui puisse prédire du sort de chacune d'entre nous !

J'ai pris de la poitrine : puis-je déjà acheter un soutien-gorge d'allaitement ?

Lorsque l'on doit racheter un soutien-gorge en cours de grossesse et que l'on compte allaiter, quitte à investir, on est tentée de choisir un soutien-gorge d'allaitement !

Cela peut être une bonne idée, même s'il est probable que votre poitrine continuera à grossir durant le reste de la grossesse. Plus cette dernière est avancée, plus les chances que le soutien-gorge choisi vous aille durant l'allaitement sont élevées, mais ce n'est pas une certitude.

Au début de l'allaitement, la taille des bonnets sera à son maximum, ainsi que votre tour de poitrine. Au fil du temps, vos seins diminueront un peu de volume jusqu'à la fin de l'allaitement, où ils reprendront leur taille initiale (parfois même un peu moins).

Y a-t-il un régime particulier à suivre lorsque l'on allaite ?

NON, lorsque l'on allaite, mieux vaut avoir une alimentation équilibrée, mais il n'y a pas de régime particulier à suivre. Sachez que le goût de votre lait se modifie légèrement en fonction des aliments que vous ingérez : c'est déjà le cas du liquide amniotique lorsque votre bébé est dans le ventre, ce n'est donc que le prolongement de ce phénomène. Si vous remarquez que votre bébé semble gêné lorsque vous avez mangé certains aliments, tentez de les consommer moins souvent ou en moindre quantité. La variété de votre alimentation – et donc des goûts que votre bébé ressentira en tétant – participe déjà à son éveil gustatif, comme c'était le cas dans votre ventre !

L'allaitement fatigue-t-il ?

Lorsque votre bébé tète, surtout au début de l'allaitement, vous ressentirez souvent une grande envie de somnoler, à laquelle vous succomberez probablement avec délices. Au moment des tétées, de l'ocytocine est libérée dans votre organisme. Cette hormone a pour effet de vous détendre, parfois au point de vous endormir. Ce n'est donc pas que les tétées fatiguent, mais plutôt qu'elles reposent.

Le mécanisme physiologique de l'allaitement, lorsqu'il se met en place, n'est *a priori* pas fatigant : l'utérus se remet en place plus vite, et l'ocytocine libérée lors des tétées permet de nombreux moments de repos dans la journée.

En revanche, vous devez allaiter jour et nuit. Cela étant, de nombreux jeunes parents qui n'ont pas fait le choix de l'allaitement maternel se réveillent tous deux la nuit pour s'épauler mutuellement lors des soins.

Ce qui fatigue, ce n'est pas l'allaitement en particulier, c'est surtout de s'occuper 24 h sur 24 d'un nouveau-né !

Pour récupérer de ces nuits interrompues, efforcez-vous de dormir dès que possible. Profitez au maximum des siestes de votre bébé, le reste peut attendre !

VRAI-FAUX

Y a-t-il des bénéfices de l'allaitement maternel pour les bébés ?

Oui, ces bénéfices ont été démontrés par de nombreuses études. On peut donc considérer qu'ils sont une réalité. (Néanmoins, cela ne signifie pas que tous les bébés qui n'ont pas reçu de lait maternel seront en moins bonne santé.)

En voici quelques-uns :

- **transmettre au bébé les anticorps de sa mère, le préservant ainsi de certaines infections ;**
- **diminuer le risque d'allergies ;**
- **réduire le risque d'obésité à l'adolescence et à l'âge adulte ;**
- **s'adapter aux besoins du bébé en fonction de son âge et de sa croissance ;**
- **permettre une digestion rapide du lait ;**
- **aider à tisser le lien mère-enfant.**

Et pour la santé de la maman ?

Oui, l'allaitement maternel est aussi bénéfique pour la santé de la maman :

- **il facilite les suites de couches ;**
- **il diminue les risques d'infections et d'hémorragies du post-partum ;**
- **il favorise une réduction plus rapide du volume de l'utérus ;**
- **il diminue les risques de cancer du sein et de l'ovaire…**

Par ailleurs, certaines femmes atteintes de maladies chroniques (lupus, diabète, sclérose en plaques) ont pu observer de longues périodes de rémission durant la grossesse et l'allaitement.

Cette liste n'est pas exhaustive, et il est fort probable que d'autres bénéfices seront découverts dans les années à venir.

Qu'est-ce que la montée de lait ?

La montée de lait a lieu entre le deuxième et le quatrième jour après la naissance. C'est le moment où le colostrum (lait très riche, jaune, en petite quantité) laisse place au lait blanc en grande quantité.

La production de lait devient alors plus importante pour s'adapter aux besoins de l'enfant : son estomac, qui pouvait contenir de 5 à 7 ml de lait à la naissance, peut en contenir 30 ml trois jours plus tard.

Aussi espérée que redoutée, la montée de lait – signe que le processus de lactation se met en place – peut augmenter le volume des seins de façon significative, voire spectaculaire, et s'accompagner de douleurs.

Pour vous soulager, n'hésitez pas à mettre votre nouveau-né au sein dès que vous sentez votre poitrine un peu tendue, afin qu'il vide un peu le trop-plein de lait et ainsi éviter l'engorgement. N'attendez pas plusieurs heures, quitte à réveiller votre bébé.

Une fois l'allaitement démarré, peut-on l'arrêter si on change d'avis ?

Vous n'êtes pas sûre de vouloir allaiter mais vous aimeriez essayer ? C'est tout à fait possible. L'allaitement n'est pas un pacte pour la vie : vous pourrez arrêter au moment où vous le souhaitez, idéalement de façon progressive, afin d'éviter les engorgements et les douleurs. Mieux vaut essayer et arrêter quelques jours ou semaines plus tard que de regretter, *a posteriori,* de ne pas avoir testé !

Je n'ai pas pu allaiter mon premier bébé, arriverai-je à allaiter le second ?

Oui ! On ne dira jamais assez à quel point chaque histoire d'allaitement est unique ! Si vous n'avez pas pu allaiter votre premier bébé, sans doute avez-vous, depuis, identifié ce qui n'avait pas fonctionné : absence de soutien, conseils contradictoires, grande fatigue, prématurité de votre bébé, etc.

Concentrez-vous sur cette nouvelle aventure, voyez ce prochain allaitement avec enthousiasme et n'hésitez pas à rencontrer une consultante en lactation pour faire le point avec elle et anticiper les difficultés avant même la naissance !

Tentez de savoir si l'une de ces consultantes travaille au sein de la maternité où vous avez prévu d'accoucher. Si ce n'est pas le cas, prévoyez les coordonnées d'une ou plusieurs d'entre elles dans votre valise, afin de pouvoir contacter quelqu'un en cas de problème. C'est une belle occasion de vivre une histoire d'allaitement qui restera un bon souvenir !

Où pourrai-je trouver du soutien en cas de difficulté ?

Les possibilités de trouver de l'aide sont nombreuses (maternité, consultante en lactation, associations, Web), encore faut-il les connaître pour y avoir accès le moment venu !

C'est souvent dans les jours qui suivent la naissance que les problèmes se présentent. Autant vous dire qu'entre la fatigue et les bouleversements hormonaux, vous ne serez pas au top de vos capacités intellectuelles, alors autant vous faciliter la tâche en amont en sachant où vous adresser pour être soutenue *(voir encadré ci-contre)*.

POUR VOUS VENIR EN AIDE

- **La maternité où vous avez prévu d'accoucher : consultante en lactation, sage-femme. Renseignez-vous sur les personnes qui s'occupent du soutien à l'allaitement et gardez précieusement leurs noms et coordonnées.**
- **Les consultantes en lactation de votre région : peut-être avez-vous déjà eu des contacts avec l'une d'entre elles ? Dans ce cas, assurez-vous qu'elle sera disponible à la période où votre accouchement est prévu. Sinon, prenez plusieurs numéros de consultantes proches de chez vous.**
- **Les associations de soutien à l'allaitement maternel : la plus connue, la LLL (ou Leche League), organise des réunions d'information dans toute la France.**
- **Le Web : forums, Twitter, pages Facebook… vous y trouverez jour et nuit le soutien d'autres allaitantes, précieux lorsque vous vous sentez découragée ou que vous êtes épuisée… La nuit, sur les réseaux sociaux, il y a toujours d'autres jeunes mères en manque de sommeil !**

Vais-je aimer allaiter ?

Allaiter, c'est une grande nouveauté, une expérience inédite. Difficile d'imaginer les sensations et les sentiments que l'on ressentira à cette occasion. Certaines femmes aiment beaucoup allaiter, ces instants privilégiés partagés avec leur bébé, ce lien si particulier qui se crée, la sensation d'apaisement après une tétée (pour la mère comme pour le bébé), le sentiment de nourrir leur enfant. D'autres sont heureuses de donner leur lait, mais n'apprécient pas particulièrement cela. Aimerez-vous allaiter ? Vous le découvrirez seulement quand vous y serez. Avant, aucune voyante ne pourra vous le prédire avec certitude !

Combien de tailles de bonnet vais-je prendre du début de ma grossesse à la mise en route de l'allaitement ?

Du début de la grossesse à la mise en route de l'allaitement, les femmes prennent généralement une à deux tailles de bonnet, parfois trois, et une taille de soutien-gorge, plus rarement deux.

C'est une fourchette, car ces variations sont très différentes d'une femme à une autre, et on ne peut pas faire de généralités. On pense au bonnet, mais rarement au tour de poitrine : celui-ci augmente également car votre cage thoracique prend du volume pendant la grossesse pour laisser de la place à votre bébé. Votre poitrine va donc s'épanouir peu à peu, et vos mensurations atteindront leur maximum lors de la montée de lait, avant de diminuer très progressivement au cours de l'allaitement, puis plus rapidement à la fin de celui-ci.

Les bébés allaités au sein mettent-ils plus de temps à faire leurs nuits ?

Encore une fois, il n'y a pas de règle en la matière. Certains bébés allaités font leurs nuits très rapidement, tandis que d'autres mettent davantage de temps. Le lait maternel est ce qu'il y a de plus digeste, aussi est-il absorbé rapidement, mais les bébés allaités sont généralement moins réveillés que les autres par des problèmes de digestion. Seul le temps vous dira si vous êtes équipée d'un modèle qui dort tôt et beaucoup la nuit… ou pas ! Il ne vous reste plus qu'à croiser les doigts et à relativiser, en vous disant que tout cela est temporaire !

J'ai subi une chirurgie mammaire : pourrai-je allaiter ?

Si vous avez subi une chirurgie mammaire, le mieux est d'en parler avec votre médecin et avec une consultante en lactation, pour faire le point avant le début de l'allaitement. Il existe plusieurs types d'incision, en fonction du type de chirurgie mammaire et de la technique employée. Certaines interventions n'ont que peu de conséquences sur un allaitement futur, tandis que d'autres sont plus problématiques. C'est le cas en particulier des incisions périaréolaires et transaréolaires. Néanmoins, chaque cas est particulier, et on ne peut préjuger en rien la lactation future. Certaines femmes ayant subi une chirurgie mammaire impactant sur la lactation ont néanmoins pu allaiter partiellement durant plusieurs mois, ou même totalement avec un seul sein par exemple. Une femme avertie en vaut deux, n'hésitez pas à vous informer avant la naissance !

Peut-on continuer à allaiter enceinte ?

Vous allaitez toujours votre bambin et vous êtes de nouveau enceinte ? Vous pouvez continuer à allaiter ! Une légende urbaine prétend que le lait d'une femme enceinte n'est plus bon : ce n'est absolument pas le cas. De même, l'allaitement ne cause pas non plus de fausse couche. En revanche, au cours de votre grossesse, votre lactation va cesser afin de laisser place au colostrum pour votre prochain bébé. Il se peut que ce soit le moment où votre « grand » se détourne du sein, ou que vous n'appréciiez plus la sensation des tétées. À vous d'être à l'écoute de ce qui se passe pour vous et votre enfant, sentez-vous libre de faire les choix qui vous correspondent le mieux à l'instant T.

Peut-on allaiter deux enfants d'âges différents ?

Le lait maternel se modifie en fonction des besoins de votre bébé (âge, croissance). Lorsque vous allaitez deux enfants d'âges différents, votre lait s'adapte aux besoins du plus jeune d'entre eux. Aussi vous pouvez sans crainte nourrir votre nourrisson de 2 mois en même temps que votre bambin de 2 ans sans risque que l'un ou l'autre soit carencé : votre lait contiendra tout ce qu'il faut pour le plus jeune, et le plus grand en profitera tant que cet allaitement double durera.

Pourrai-je allaiter si je n'accouche pas par voie naturelle ?

L'accouchement par voie naturelle est celui qui assure la mise en place de la lactation de façon optimale. Néanmoins (et heureusement), l'allaitement est tout à fait possible si vous accouchez par césarienne. Il se peut alors que la montée de lait soit un peu retardée et que vous ayez un peu plus de difficulté à mettre votre bébé au sein parce que vous serez particulièrement fatiguée et aurez peut-être quelques douleurs. Aussi n'hésitez pas à solliciter l'équipe de la maternité pour vous accompagner dès la naissance.

Sachez que votre lactation sera d'autant plus stimulée que votre bébé sera mis tôt et souvent au sein.

Pourrai-je allaiter si mon bébé naît prématurément ?

Physiologiquement, votre corps est prêt pour la lactation dès le quatrième mois de grossesse. Ainsi, si votre bébé naît prématurément, vous pouvez l'allaiter. Cependant, si c'est un grand prématuré, il ne sera sans doute pas possible de le mettre au sein, ou sa succion ne sera pas encore assez efficace pour qu'il se nourrisse lui-même. Il faudra donc tirer votre lait intensément afin que la lactation se mette en place. C'est contraignant, mais le lait maternel est d'une importance capitale pour les bébés prématurés : si vous ne pouvez pas allaiter pour une raison quelconque, on donnera à votre enfant du lait maternel issu du lactarium, car celui-ci diminue très fortement le nombre d'infections et le taux de mortalité des grands prématurés. Vous pratiquerez, si vous le souhaitez, le tire-allaitement, c'est-à-dire que vous tirerez votre lait et nourrirez votre bébé exclusivement avec (une fois la lactation bien mise en place).

À SAVOIR

Si vous le souhaitez, vous pouvez donner votre lait au lactarium le plus proche de chez vous. Une lactation « normale » suffit amplement pour faire ce don. Après un entretien médical et une analyse de votre lait (surtout au niveau bactériologique), le lactarium viendra récupérer ce dernier à domicile quotidiennement. Le lait ainsi collecté et traité sera ensuite distribué aux hôpitaux pour les bébés prématurés, ce qui est vital pour eux *(voir adresse du site p. 162)*.

Peut-on choisir de ne donner que la « tétée de bienvenue » ?

Vous pouvez avoir choisi de ne pas allaiter, mais avoir envie d'accueillir votre bébé avec la tétée de bienvenue, ne serait-ce que pour connaître une seule fois cette sensation. C'est tout à fait possible : le colostrum que votre bébé prendra à cette occasion sera bon pour lui, et vous serez sans doute heureuse de ce moment l'un contre l'autre. La naissance de votre bébé suffit à mettre en route le processus de lactation, mais si celui-ci n'est pas stimulé, il cessera de lui-même en une dizaine de jours. Les médicaments prescrits durant plusieurs années pour éviter la montée de lait aux mamans qui ne souhaitaient pas allaiter ne sont plus donnés, le rapport bénéfices/risques de ces traitements n'étant pas satisfaisant.

Est-ce que mon bébé va aimer mon lait ? Aimer téter ?

Les mamans qui ont fait l'expérience d'allaiter plusieurs bébés rapportent à quel point celui-ci était « goulu » alors que celui-là « ne semblait pas trop y tenir ». Il n'y a *a priori* aucune raison que votre bébé n'aime pas votre lait, même s'il semble parfois faire la grimace : le lait change de goût en fonction des aliments que vous consommez, aussi il se peut qu'il l'apprécie moins à certains moments qu'à d'autres. Vous repérerez bien vite, parmi les aliments que vous ingérez, ceux qui dont il aime moins le goût.

Certains bébés semblent adorer téter, au point qu'on se demande quelle substance étrangement addictive contient le lait maternel, tandis que d'autres doivent être perpétuellement stimulés, encouragés à prendre le sein. S'il est plus aisé d'allaiter un bébé gourmand, il est tout à fait possible de le faire avec un bébé à l'appétit plus modéré !

POUR INFO

Les réflexes primaires du nouveau-né, appelés aussi « réflexes archaïques », sont présents dès la naissance et ne se transforment en mouvements volontaires que dans les premières semaines de vie. Ils sont souvent étonnants. Voici les principaux.

- RÉFLEXE DE SUCCION : lorsqu'on stimule sa joue, un nouveau-né tourne la tête vers la main qui l'effleure et cherche à téter. La succion est facile à tester en plaçant son petit doigt, recourbé vers le bas sur la partie moyenne de la langue : ce contact suffit à stimuler le réflexe de succion (attention, vérifiez que l'ongle de votre doigt est propre et coupé court !). C'est ce réflexe qui permet au bébé de bien téter dès la naissance.
- RÉFLEXE DE MARCHE AUTOMATIQUE : le bébé est tenu en position verticale d'une seule main placée sous le thorax. Lorsqu'on le penche légèrement en avant, il enchaîne quelques pas !
- RÉFLEXE DE MORO : ce réflexe est dit « de défense ». Le bébé allongé sur le dos est soulevé de quelques centimètres par une légère traction sur les deux mains. Lorsque celles-ci sont brusquement lâchées, il retombe en écartant les bras et en tendant ses jambes, puis il replie ses bras dans un mouvement d'étreinte. Ce réflexe apparaît également si un bébé est rapidement déplacé dans l'espace ou s'il renverse sa tête en arrière dans un sursaut.
- RÉFLEXE D'AGRIPPEMENT OU DE GRASPING : lorsque l'on place un index dans la paume de l'enfant, cette simulation entraîne une forte flexion des doigts. Cette dernière permet de soulever l'enfant et de l'amener en position assise. Cette manœuvre peut être faite simultanément des deux côtés.
- RÉFLEXE D'ALLONGEMENT CROISÉ : un pied est stimulé par le frottement de la plante, la jambe étant maintenue en extension. La jambe libre se tend, après un rapide mouvement de retrait en flexion, les orteils sont en éventail et le pied laissé libre vient toucher le pied stimulé.

Est-il possible d'allaiter avec des mamelons ombiliqués ?

Vous avez les mamelons rentrés (ombiliqués donc, et non pas « plats », ce qui est normal et courant pour une femme qui n'a pas encore eu d'enfant) et vous craignez que votre bébé ne puisse pas téter le moment venu. Rassurez-vous, dans la plupart des cas, votre mamelon ressortira lorsque votre enfant l'aura dans la bouche, et cela ne gênera pas l'allaitement. Les cas où les mamelons sont ombiliqués au point de poser problème pour allaiter sont rarissimes. Si cela vous inquiète, n'hésitez pas à prendre rendez-vous avec une consultante en lactation durant votre grossesse : elle évaluera la situation avec vous et vous proposera des solutions à mettre en place – il en existe heureusement de nombreuses au cas par cas.

L'allaitement est-il contraignant ?

La contrainte de l'allaitement maternel réside essentiellement dans la présence de la mère vingt-quatre heures sur vingt-quatre auprès de son bébé durant ses premières semaines de vie. Mais certaines mères ne voient pas cela comme une contrainte : en général, les jeunes mamans n'ont pas envie de s'éloigner de leur enfant pendant de nombreuses semaines après la naissance. Si vous êtes de celles qui ont besoin de temps libre, n'hésitez pas à tirer votre lait pour laisser le relais au papa ou à une autre personne, le temps de souffler un peu.

Au quotidien, la plupart des mamans trouvent l'allaitement très pratique et bien moins contraignant que d'avoir à gérer la préparation, le chauffage et le lavage des biberons, mais ces considérations restent propres à chacune.

Avoir à s'occuper d'un tout-petit engendre forcément des contraintes, en regard de tout le bonheur que cela implique aussi !

Dois-je acheter ou louer un tire-lait ?

Inutile de multiplier les achats avant même d'allaiter ! Certaines femmes pratiqueront le tire-allaitement quand d'autres n'utiliseront jamais de tire-lait.

Il en existe plusieurs modèles : un tire-lait manuel conviendra parfaitement à l'une quand l'autre choisira un tire-lait électrique *(voir encadré page 125)*.

Si vous deviez avoir besoin d'un tire-lait, vous pourrez en louer un ou en acheter un très facilement, en pharmacie ou via des sites spécialisés.

Doit-on préparer ses seins à l'allaitement ?

Aucune étude n'a jusqu'ici démontré que c'était utile, de quelque façon que ce soit. Le corps se prépare à la lactation, il est d'ailleurs physiologiquement possible d'allaiter dès le quatrième mois de grossesse.
Si vos mamelons sont ombiliqués, on peut vous avoir recommandé différentes techniques qui consistent peu ou prou à pincer le mamelon pour le faire ressortir.

Ces méthodes n'ont pas prouvé leur efficacité, mais vous ne risquez néanmoins rien à les pratiquer (hormis en fin de grossesse si vous présentez un risque d'accouchement prématuré, car la stimulation des mamelons peut entraîner des contractions).

Allaiter aide-t-il vraiment à perdre les kilos de grossesse ?

De nombreuses femmes témoignent d'une perte rapide des kilos pris au cours de la grossesse pendant l'allaitement. D'autres témoignent pourtant de l'inverse : les fringales que peut causer l'allaitement en sont probablement la raison, car elles poussent à multiplier les prises alimentaires au cours de la journée.

Bien sûr, il faut manger à votre faim, mais attention à ne pas consommer trop d'aliments gras et sucrés – qui peuvent vous tenter au cours de l'allaitement comme pendant la grossesse, et entraîner une prise de poids liée à votre état d'esprit : « J'allaite, j'ai le droit ! » Sans vous priver, pensez à vous peser de temps en temps pour vous assurer que vous ne grossissez pas en cours d'allaitement, ce qui arrive parfois…

À SAVOIR

Une femme qui allaite peut avoir besoin de calories supplémentaires, mais ce n'est pas systématique. L'important, comme pendant la grossesse, c'est de manger mieux et pas forcément plus ! Pour certaines mamans, la prise de poids peut même être importante durant l'allaitement si elles ne surveillent pas leurs apports caloriques.

Doit-on consommer certains aliments en particulier lorsqu'on allaite ?

De nombreux aliments ont la réputation d'être proscrits pendant l'allaitement : il n'en est rien. Votre lait s'imprègne du goût des aliments, c'est donc l'occasion idéale pour éduquer votre enfant à de nouvelles et nombreuses saveurs !

Attention cependant aux rations : durant l'allaitement, c'est la qualité et la variété des aliments qui priment, pas la quantité.

Sachez que le lait garde toujours sensiblement la même composition, et ce quelle que soit votre alimentation. C'est la qualité des acides gras *(voir encadré page 54)* qui compte.

> Les femmes qui allaitent ont parfois tendance à manger plus, tout comme les femmes enceintes, alors qu'il est préférable d'avoir une alimentation de qualité.

Vous devez donc avoir une alimentation équilibrée, et éviter de faire un régime durant cette période car il peut induire une grave carence en vitamine B12 chez votre bébé.

Vous n'êtes pas non plus obligée de boire plus que d'habitude : chaque être humain est censé avaler 1 litre à 1,5 litre d'eau par jour, c'est ce dont vous avez besoin, que vous allaitiez ou non.

ACIDES GRAS

Les lipides, ou graisses, sont composés d'un assemblage d'éléments appelés « acides gras », qui fournissent notamment de l'énergie et favorisent le développement du cerveau du bébé. Certains d'entre eux, dits « acides gras essentiels », doivent être apportés par l'alimentation car l'organisme ne sait pas les fabriquer. Ils sont classés en deux familles : les oméga-6 (on en trouve dans les huiles de maïs, de tournesol, d'olive) et les oméga-3 (on en trouve dans l'huile de colza et les poissons gras). Veillez à consommer des acides gras de ces deux familles.

Peut-on allaiter des jumeaux ? Des triplés ?

On imagine souvent que les mères de jumeaux (et plus…) ne peuvent pas allaiter. Et pourtant, si ! Le volume de lait s'adapte à la demande : lorsqu'une maman nourrit des jumeaux, la quantité de lait s'adapte tout naturellement à leur consommation. Bien sûr, dès lors qu'il s'agit de triplés, cela devient plus compliqué de suivre le rythme, d'autant que nous n'avons pas trois seins fonctionnels… Celles qui souhaitent allaiter plusieurs enfants ne doivent pas se laisser décourager par la croyance affirmant que c'est un allaitement impossible, qu'il soit mixte ou exclusif !

Vais-je survivre aux nuits hachées ?

C'est LA question que se posent tous les futurs parents. Lorsque l'on entend d'autres couples nous raconter le planning de leurs nuits, on en a des sueurs froides ! On s'imagine qu'ils prennent des substances illicites pour tenir, ou qu'ils n'ont toujours dormi que quatre heures par nuit : c'est génétique, ce n'est pas possible autrement. Mais nous, issus d'une lignée de marmottes, nous allons mourir d'épuisement, c'est SÛR ! Eh bien… non. Devenir parent, c'est un peu comme l'entraînement d'un sportif de haut niveau : on finit par dépasser ses propres limites et réaliser des performances auxquelles on n'aurait pas cru quelques mois plus tôt.

> La capacité de résistance des parents aux courtes tranches de sommeil est assez époustouflante : on apprend à récupérer en quelques heures, quelques minutes.

Faut-il se procurer un matériel particulier pour allaiter ?

Coussin d'allaitement, bouts de sein en silicone, coussinets d'allaitement, crèmes… vous pouvez être tentée d'acheter toute une panoplie pour être parée. Mais vous n'avez besoin de rien d'autre que de vos seins pour allaiter : n'investissez pas avant la naissance de votre bébé, vous verrez cela une fois que l'allaitement aura débuté.

MATÉRIEL

L'allaitement ne nécessite pas de matériel particulier, à part les soutiens-gorge d'allaitement ! Voici quelques accessoires que vous pourriez trouver utiles. Surtout pas de précipitation, il sera toujours temps de se les procurer après la naissance

- **LES SOUTIENS-GORGE D'ALLAITEMENT : indispensables, mais vous ne pouvez pas prévoir pour l'instant quelle sera votre taille de bonnets au moment de l'allaitement.**
- **LES COUSSINETS D'ALLAITEMENT : ils permettent d'éviter les fuites si le lait a tendance à s'écouler trop abondamment en dehors des tétées. Choisissez-les de préférence lavables pour pouvoir les utiliser plusieurs fois.**
- **LES CRÈMES : elles peuvent soulager en cas de crevasses. Nous évoquerons plus loin les différentes solutions que vous pouvez mettre en place, mais nous verrons également que l'urgence est surtout de trouver la cause des crevasses et d'y remédier au plus vite.**
- **LE COUSSIN D'ALLAITEMENT : il n'est pas indispensable, vous pouvez très bien allaiter sans, à moins que vous l'ayez utilisé dès la grossesse, pour trouver une position confortable la nuit, par exemple. C'est alors un moyen de rentabiliser cet investissement.**

Le volume de lait produit dépend-il de la taille de la poitrine ?

Il est fréquent, dans l'imaginaire collectif, d'imaginer qu'une grosse poitrine produit beaucoup de lait. Ce n'est pourtant pas le cas : une partie du lait se trouve dans les seins, mais une autre est fabriquée en temps réel par les glandes mammaires. Ainsi, c'est le stockage qui varie grandement d'une femme à l'autre, tandis que la quantité produite s'adapte totalement aux besoins du bébé, pas à la taille de la poitrine de la maman.

Parfois, la glande mammaire est inexistante. Si vous craignez de faire partie de ces très rares cas, prenez rendez-vous avec une consultante en lactation de votre région pour faire le point avec elle durant votre grossesse.

Ne vais-je pas me sentir « prisonnière » de mon allaitement ?

Si l'allaitement permet la plupart du temps des moments privilégiés dans l'échange mère-enfant et apporte un sentiment de plénitude, il arrive, par moments, qu'il devienne contraignant. Peu importe quel sera votre ressenti, il est important d'essayer de l'exprimer avec des mots pour que votre bébé les entende et comprenne ce qui se passe. Chez certaines mamans qui sentent arriver la fin de l'allaitement depuis un certain temps, c'est le signal du sevrage. Pour d'autres qui souhaitent encore continuer, parler de la situation et tirer son lait afin de s'offrir quelques escapades peut être la solution permettant de traverser cette période ambivalente.

Si je n'ai pas d'écoulement de lait durant la grossesse, cela veut-il dire que j'aurai du mal à allaiter ?

À partir du quatrième mois de grossesse, certaines femmes voient un peu de liquide couler de leurs seins si elles les pressent : c'est le colostrum. L'apparition ou non de cet écoulement n'a aucune valeur prédictive ! Vous pouvez ne pas avoir vu une seule goutte s'écouler de vos seins durant toute la grossesse et allaiter sans aucun problème, et inversement.

Puis-je trouver d'autres positions pour allaiter ?

Le pic d'ocytocine au moment des tétées accélère le processus de remise en place de l'utérus : si vous allaitez, celui-ci retrouvera plus rapidement sa taille et sa place que si vous n'allaitez pas. Parfois, les contractions occasionnées peuvent être fortes, voire douloureuses, surtout lorsqu'il ne s'agit pas d'un premier bébé. C'est ce que l'on appelle des « tranchées ». Vous pouvez donc redouter un peu le moment des tétées : rassurez-vous, cela ne durera pas. Demandez éventuellement aux soignants des antalgiques compatibles avec l'allaitement – la plupart le sont (paracétamol, antispasmodiques…).

Sport et allaitement sont-ils compatibles ?

Ils sont non seulement compatibles, mais même recommandés. La pratique du sport durant l'allaitement aide à perdre les kilos pris pendant la grossesse et permet de réduire la masse grasse au profit de la masse musculaire. Contrairement à une idée reçue, il n'y a aucune contre-indication à pratiquer un sport en allaitant : quelques semaines après l'accouchement, vous pourrez reprendre ou démarrer une activité sportive.

Vous pouvez commencer par des activités telles que la natation ou le yoga, mais rien ne vous empêche de courir si vous le souhaitez. La pratique régulière d'un exercice physique améliore nettement la santé et le métabolisme d'une mère allaitante. Elle se sent également plus calme, plus énergique, détendue et positive, mieux dans son corps. Cela lui permet de prendre un précieux temps pour elle.

Certaines études montrent qu'environ 7 % des mères qui allaitent font état de difficultés lors de la première tétée après un exercice physique intense, sans que l'on explique pourquoi : le taux lacté d'acide lactique pourrait être en cause mais cela n'a pas été clairement démontré.
Ces difficultés ne concernent pas les efforts modérés et se résolvent dès la tétée suivante, aussi il n'y a aucune raison de vous priver de sport en allaitant, bien au contraire !

Comment coucher un bébé allaité ?

Plusieurs options s'offriront à vous pour le sommeil de votre bébé allaité.
• **Le lit en side-car :** lit bébé qui s'ouvre d'un côté et peut s'installer contre votre lit. Ainsi, votre enfant bénéficie de son propre espace de sommeil (et vous aussi !), mais vous pouvez l'allaiter aisément durant la nuit sans avoir à vous lever ou à manipuler les barrières de son lit.
• **Le cododo (ou cosleeping) :** il s'agit de laisser dormir bébé dans votre lit. Des études controversées ont été publiées quant au risque accru (ou non) de mort subite du nourrisson en cododo ; aussi, si vous optez pour ce type de couchage, respectez scrupuleusement les recommandations de l'OMS pour prévenir la mort subite du nourrisson (MSN). Veillez notamment à :

- ne pas avoir d'oreiller qui pourrait asphyxier votre bébé ;
- ne pas avoir fumé de tabac, consommé d'alcool ou de drogue ;
- placer le bébé en dehors de la couette ou de la couverture avec un pyjama chaud ou une turbulette ;
- ne pas placer votre bébé entre ses deux parents mais de votre côté, en vous assurant qu'il ne risque pas de tomber durant la nuit.

• **Le lit bébé dans votre chambre :** les premiers mois, cela peut être plus pratique et rassurant pour vous d'avoir votre bébé dans la chambre parentale, tout en lui permettant d'avoir son propre espace de sommeil et en lui apprenant à s'endormir seul.

• **Le lit bébé dans sa propre chambre :** certains bébés dorment très bien dans leur lit, dans leur chambre, et ce dès leur retour de la maternité !

Je suis allergique à un aliment, est-ce que je risque de transmettre mon allergie en allaitant ?

Les résultats des études relatives à l'allaitement sont souvent contradictoires, il est donc difficile d'énoncer des réponses définitives en la matière.

Ce que l'on peut dire, c'est que les allergies ont une part héréditaire reconnue. Ainsi, il est possible – mais pas systématique – que vous transmettiez génétiquement votre allergie à votre enfant, et ce sans que l'allaitement entre en jeu. Par ailleurs, il se peut que vous consommiez une substance à laquelle votre bébé est allergique et qu'il reçoive celle-ci via le lait maternel : si un enfant allaité est allergique ou intolérant aux protéines de lait de vache, il n'est pas rare que les mamans doivent procéder à l'éviction totale de ces dernières de leur alimentation.

Globalement, les études semblent plutôt démontrer que l'allaitement réduirait le risque allergène. Pour conclure, le lait peut être le vecteur d'un élément auquel votre bébé serait allergique, mais il ne lui transmet pas vos propres allergies !

Je suis végétalienne, puis-je allaiter mon bébé ?

Le régime végétalien est un régime qui expose un bébé allaité à une carence en vitamine B12 susceptible d'entraîner un important retard neurologique, qui n'est pas visible avant les 4 à 8 mois de l'enfant, voire plus tard. Chez les bébés, cette carence est peu symptomatique : au fil des mois, elle se manifeste par un retard de croissance et un retard neurologique qui peuvent être difficiles à dépister et doivent être recherchés en priorité chez un bébé allaité par une maman végétalienne.

Ainsi, il est difficile d'envisager d'allaiter votre bébé sans risquer de lui causer des carences laissant parfois d'importantes séquelles si vous suivez un tel régime. Mais si tel est votre souhait, veillez à être suivie en amont par un médecin qui pourra vous informer en détail des risques encourus, envisager avec vous de suspendre votre régime durant quelques mois, vous prescrire des compléments de vitamine B12 durant l'allaitement, voire dès la grossesse, et/ou suivre votre bébé pour dépister au plus vite une carence en vitamine B12.

Vous l'aurez compris, dans ce cas particulier, une grande prudence est de mise pour éviter carence, retard neurologique et séquelles.

Témoignages de mamans

« Je n'ai pas eu une seule seconde envie d'allaiter mon aînée : c'était en 2007, mes seins étaient "sexuels" et jamais je n'aurais imaginé changer d'avis là-dessus. Dès le début de la grossesse, je savais, c'était une évidence, que j'allais allaiter mon fils. C'était en 2010, je me suis informée auprès de pros, dans des (bons) livres et auprès d'allaitantes. Non seulement je voulais allaiter mais je voulais le faire longtemps. »

Claire

« Enceinte, j'ai entendu de tout sur l'allaitement, et les réactions qui m'ont le plus choquée ont été celles de mes collègues. Je travaille au Luxembourg et, là-bas, si on allaite, on a le droit à quatre semaines de congé maternité supplémentaires. Du coup, mon chef m'a rapidement demandé si je comptais allaiter ; quand j'ai répondu oui, j'ai eu droit, entre autres, aux réflexions suivantes :
- ça va beaucoup te fatiguer et tu le seras déjà suffisamment comme ça, donc ne t'embête pas avec ça !
- tes seins vont être tout mous et déformés (ça donne envie...). »

Marine

« En fait, je dirais qu'on parle trop peu de l'allaitement. J'ai uniquement abordé le sujet avec la sage-femme qui me suivait pendant la grossesse, et qui m'a prodigué quelques conseils, mais sans plus. Pour le reste, personne ne m'en a parlé dans mon entourage. Mais je partais du principe que si des millions de femmes avaient allaité, je le pouvais aussi. C'était un peu ma philosophie pendant la grossesse, "tu peux le faire, reste cool", et je dois dire que ça s'est passé comme ça : cool ! »

Judith

« J'imaginais que comme l'allaitement est naturel, cela se passerait bien, facilement, sans aucun problème. Qu'il suffisait de mettre le bébé au sein et que tout se déroulerait sans anicroche. Lors du cours sur l'allaitement pendant les cours de préparation à la naissance, on a surtout abordé les positions, l'alimentation de la maman qui allaite et les problèmes qui peuvent apparaître tels que l'engorgement. Pour moi, l'allaitement était une évidence à tel point que j'avais à peine acheté un biberon, juste au cas où. L'hôpital où j'ai accouché est "ami des bébés", donc pro-allaitement. Pour moi, toutes les conditions étaient réunies pour un allaitement réussi. »

Emma

« Après mon cours de préparation sur l'allaitement, cela me paraissait à la fois simple mais aussi difficile. Allaiter était essentiel et naturel. Je voulais absolument réussir. Je me rappelle avoir été très émue quand j'ai vu un liquide jaune sortir de mon sein peu avant la naissance. »

Kenza

« Avant de tomber enceinte, je ne voulais pas allaiter. J'avais peur d'être vampirisée par un petit être qui, en plus de prendre toute la place, prendrait possession de mes seins, symbole suprême de ma féminité. Les femmes de mon entourage proche me disaient que je ne tiendrais pas, que le peu que j'allaiterais serait de toute façon très bien : il ne fallait en aucun cas que je culpabilise ! On me disait que ce n'était pas facile. J'ai donc considéré cela tout d'abord comme un challenge en me disant intérieurement, secrètement, que ça se passerait comme je le voudrais. J'avais un bon pressentiment. Puis j'ai rencontré ma conseillère en lactation, qui nous a montré un film. Cela a mûri dans mon esprit. Elle a répondu à toutes nos questions. Encore et encore ! »

Laure

« Pour moi, l'allaitement était quelque chose de normal, je ne me faisais pas de souci ni ne me mettais la moindre pression. Mon chéri, de même, n'imaginait pas les choses autrement. D'ailleurs, il n'imaginait pas que le lait en poudre pouvait exister : pour lui, on mettait du lait maternel dans les biberons des bébés non allaités... »

Clémence

« Je ne me suis posé aucune question sur l'allaitement pendant la grossesse. Dans ma famille, il est naturel d'allaiter, je me disais que ça allait être aussi facile pour moi que ça l'avait été pour ma mère ou pour ma sœur. »

Sylvie

« L'évidence de l'allaitement lorsque j'étais enceinte... Alors qu'avant, je n'avais pas spécialement d'avis, de convictions... Comme si cette "idée" était viscérale... et une sorte de continuité avec la grossesse. »

Anna

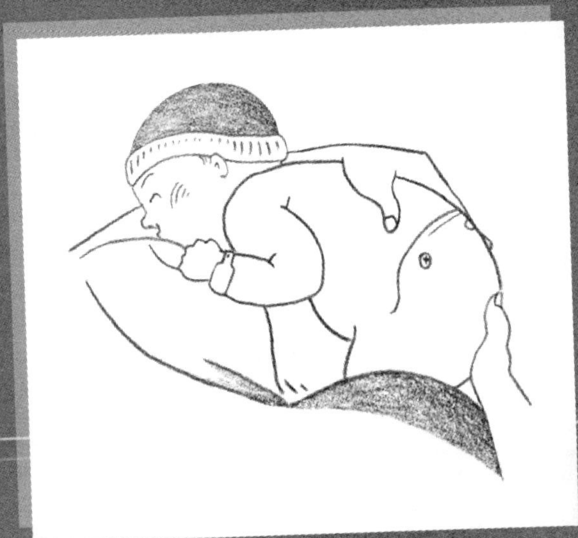

JE VIENS D'ACCOUCHER : LE **DÉMARRAGE DE L'ALLAITEMENT**

Comment faire pour que mon bébé prenne bien le sein ?

Quelques précautions simples suffisent généralement à assurer une bonne prise du sein par votre bébé.

• Faites en sorte qu'il prenne l'aréole tout entière dans sa bouche, pas seulement le bout. Sinon, sa succion serait inefficace et il pourrait vous faire mal. Aidez-le en approchant votre mamelon de sa bouche lorsqu'elle est grande ouverte.

• La prise du sein doit être asymétrique, c'est-à-dire qu'avant que le bébé ouvre la bouche, le mamelon est sous son nez (en direction de son palais et non au milieu de la bouche). La plus grande partie de l'aréole se trouve ainsi contre son menton *(voir dessins ci-dessous).*

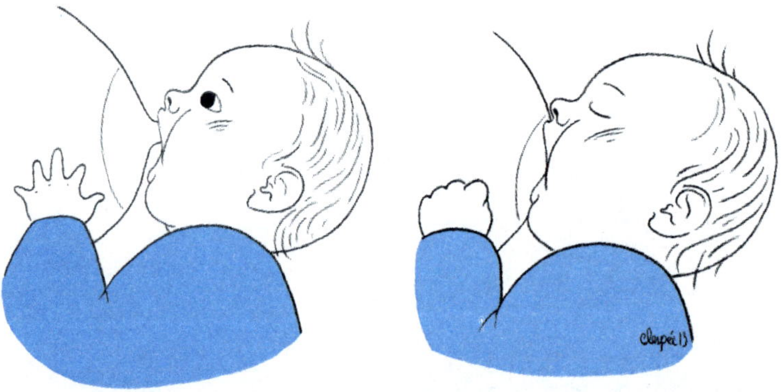

• Assurez-vous d'être dans une position confortable pour vous deux : quelle qu'elle soit, vous et lui devez pouvoir vous détendre, apprécier le moment et n'avoir mal nulle part *(voir positions pages 78 à 81).*

Qu'est-ce que le colostrum ?

Le colostrum est le liquide jaune qui s'écoule de vos seins dès la naissance (mais parfois dès le quatrième mois de grossesse). Même en petite quantité, il suffit à nourrir votre bébé les premiers jours de sa vie en attendant la montée de lait – celle-ci survient deux à quatre jours après l'accouchement. Le colostrum est épais, très riche en nutriments et en anticorps (qui protègent le bébé contre de nombreuses infections). Il contient aussi du *Lactobacillus bifidus*, (ou *Bifidobacterium*), qui favorise l'implantation d'une flore intestinale favorisant une bonne digestion, diminuant ainsi le risque de gastro-entérite pour le nourrisson.

Comment bien démarrer l'allaitement ?

Tout d'abord, sachez que des tétées fréquentes et démarrées le plus tôt possible après la naissance stimuleront la lactation et favoriseront une montée de lait rapide et intense.

Si, après quelques heures, vous avez mal durant la tétée, ce n'est pas normal : ne souffrez pas en silence, demandez de l'aide ! Les jeunes mères ont tendance à ne pas vouloir passer pour des « chochottes », à se dire qu'il faut souffrir pour mériter son allaitement : que nenni ! Il est normal de sentir un léger tiraillement en début de tétée, ou des tensions au moment de la montée de lait, mais pas des douleurs. Si votre sein est irrité, si des crevasses apparaissent, c'est que quelque chose ne va pas : une mauvaise position lors de l'allaitement, ou votre bébé qui n'ouvre pas assez la bouche au moment de prendre l'aréole (à cause ou non d'un frein de la langue). Il faut trouver au plus vite la cause de la douleur et y remédier pour ne pas être obligée de cesser d'allaiter.

À SAVOIR

Les règles de base pour un allaitement réussi

- **Donnez la première tétée à votre bébé dans l'heure qui suit sa naissance. Idéalement, gardez-le en peau à peau, contre vous, et laissez-le récupérer de ce moment pour le moins éprouvant. Vous aurez la surprise de le voir, après quelques dizaines de minutes de récupération, chercher le sein et se hisser jusqu'à votre poitrine pour la première tétée ! Bien sûr, il s'agit du déroulement idéal. Si cela ne se passe pas ainsi, ou si la première tétée n'a pas lieu aussi tôt après la naissance, votre allaitement n'est pas pour autant mis en péril !**
- **ALLAITEZ À LA DEMANDE : oubliez le fameux « toutes les trois heures » ! (Trois heures, c'est très long pour un nouveau-né.) En début d'allaitement, le bébé a besoin de nombreuses tétées souvent courtes.**
- **N'ATTENDEZ PAS QUE VOTRE BÉBÉ PLEURE : mettez-le au sein dès les premiers signes : il bâille, cherche à téter son poing, ouvre la bouche dans le vide, tourne la tête de part et d'autre. Il est prêt à téter, mais il sera moins disponible s'il perd de l'énergie à pleurer.**
- **N'HÉSITEZ PAS À DEMANDER DE L'AIDE POUR LA MISE AU SEIN : les consultantes en lactation elles-mêmes en demandent souvent lorsqu'elles allaitent pour la première fois… Et même si vous avez déjà allaité, peut-être vous faudra-t-il un peu de soutien pour retrouver vos marques !**
- **NE VOUS INQUIÉTEZ PAS SI VOUS VIVEZ DES SENSATIONS ÉTRANGES : émotions diverses et changeantes, tiraillements, douleurs, inconfort, ambivalence par rapport à ce bébé, ces premières tétées peuvent être des moments de véritable ascenseur émotionnel. L'euphorie succède au désespoir, et vous êtes un peu déboussolée. Vous êtes en pleine tempête hormonale !**

Quel soutien-gorge choisir ?

Vous lirez probablement tout et son contraire sur le « bon » modèle à choisir. En réalité, comme pour les soutiens-gorge en temps normal, les goûts et les couleurs ne se discutent pas ! En tout début d'allaitement, on constate néanmoins que les femmes qui portent des modèles avec armatures sont nombreuses à les trouver inconfortables. Préférez cette option un peu plus tard, lorsque l'allaitement sera bien installé et que les variations du volume de votre poitrine seront moins importantes. À la maternité, le plus confortable est souvent une simple brassière d'allaitement, qui vous maintient légèrement et accompagne les changements de volume de vos seins.

Est-ce que mon lait est assez nourrissant ?

Beaucoup de personnes (belles-mères, mères, tantes, grands-mères…) ont pu lancer un dévastateur : « Tu es sûre que ton lait est assez nourrissant ? Tu devrais plutôt préparer un biberon ! »… Voilà encore une idée reçue qu'il faut combattre ! Je vous invite d'ailleurs à faire lire ce paragraphe à toutes celles et tous ceux qui prononceraient ces mots.
La composition du lait maternel varie très peu d'une femme à une autre, et peu en fonction de son alimentation (hormis si elle est végétalienne, *voir page 61*). Ce qui change, c'est la qualité des acides gras. Voilà pourquoi il est essentiel d'avoir une alimentation saine durant l'allaitement, sans forcément augmenter les quantités. Votre lait est donc assez nourrissant pour votre bébé, aucune inquiétude à avoir ce propos !

Comment savoir si mon bébé prend bien le sein ?

Lorsque vous le mettez au sein, votre bébé ouvre très grand la bouche et doit avoir une prise du sein asymétrique : le mamelon est décalé vers le palais et non pas centré dans sa bouche. Il y a ainsi une plus grande surface d'aréole pressée par la langue. Par ailleurs, une grande partie de l'aréole est dans la bouche du bébé, pas seulement le mamelon, et elle est plus visible du côté du nez que du côté du menton du nouveau-né.

Durant la tétée, votre bébé a le menton dans votre sein, mais son nez est dégagé. Sa tête est en légère extension et vous le sentez détendu. Ses lèvres sont bien retroussées vers l'extérieur sur le sein. Vous voyez qu'il tète au mouvement de ses tempes et à celui de son double menton. Vous pouvez le voir déglutir (des mouvements se devinent en bas derrière l'oreille), peut-être même l'entendre – de nombreux bébés font un bruit qui ne laisse pas place au doute ! –, mais ce n'est pas systématique.

Ai-je suffisamment de lait ?

La réponse est oui, si vous donnez le sein aussi souvent et régulièrement que possible dès la naissance de votre bébé, car cela enclenchera la lactation. Les premiers jours, c'est un liquide jaune, le colostrum, qui nourrit votre bébé. Il s'écoule en petite quantité, qui peut vous paraître infime. Mais le colostrum est très riche : il contient tous les nutriments, protides, lipides, vitamines et anticorps dont votre enfant a besoin durant les premiers jours. Le colostrum sera produit jusqu'à la montée de lait, soit deux à quatre jours après la naissance : il fera alors place au lait blanc tel que vous l'imaginez, en très grande quantité. Le volume de votre poitrine en sera alors considérablement modifié. Et vous serez rassurée !

Comment bien gérer la montée de lait ?

La montée de lait survient entre deux et quatre jours après la naissance. C'est le moment où le colostrum laisse place au lait blanc plus liquide, que vos seins produiront le temps de l'allaitement.

On note souvent une augmentation du volume de la poitrine considérable, voire spectaculaire, et qui s'accompagne en général d'une sensation désagréable de seins tendus, même de douleurs. Elle coïncide en outre avec un moment où la fatigue de l'accouchement et la chute des hormones vous rendent plus fragile. Tenez bon, ces quelques moments réputés difficiles ne durent pas longtemps.

La meilleure chose à faire est alors de vider vos seins en faisant téter votre bébé. Vous êtes ainsi soulagée tout en le nourrissant et en stimulant la lactation : que demander de plus ?! Certaines mamans choisissent de se doucher et de passer un jet d'eau chaude sur leur poitrine.

Vous pouvez également prendre des antalgiques compatibles avec l'allaitement (ils sont nombreux !) le temps que la douleur passe.

Courage, la montée de lait ne durera que quelques heures, au plus quelques jours, tenez bon !

Comment savoir si mon bébé prend assez de lait ?

Votre bébé s'endort après la tétée ou pendant, souvent la bouche ouverte, l'air visiblement repu. S'il reste éveillé, il est détendu, ne semble pas chercher le sein avec la bouche. Les nouveau-nés tètent très fréquemment, bien plus que « toutes les deux à trois heures » comme on l'entend souvent dire : des tétées fréquentes sont donc tout à fait normales.

Autre critère significatif : vous n'avez pas mal ! Si votre bébé tète efficacement, dans une bonne position, vous ne devez pas ressentir de douleur.

À SAVOIR

Voici quelques repères objectifs pour vous assurer que votre bébé **mange suffisamment** *(voir aussi « courbes de poids » page 164).*

- **SES SELLES : les trois premiers jours, les selles sont foncées car votre bébé expulse le méconium, puis elles s'éclaircissent et leur quantité augmente. Si elles sont toujours sombres au-delà du troisième jour, il faut en avertir votre pédiatre. Au bout d'une semaine, un bébé allaité expulse généralement trois selles jaunâtres de la taille de votre main par jour.**

- **SES URINES : votre bébé mouille au moins cinq couches bien lourdes par jour, correspondant à chaque fois à 60 à 90 ml d'urine. Vous pouvez verser cette quantité d'eau sur une couche pour vous rendre compte du poids (mais ne pesez pas les couches à chaque fois, c'est inutile et anxiogène).**

- **SA PRISE DE POIDS : les bébés allaités prennent en moyenne 30 g par jour durant les premières semaines de vie. Ne louez pas une balance pour peser votre bébé toutes les semaines ! Contrôler son poids une fois par semaine le premier mois puis une fois par mois est amplement suffisant lorsque tout va bien.**

- **SON SOMMEIL : un bébé qui tète suffisamment dort au minimum deux fois trois heures consécutives par vingt-quatre heures. S'il ne dort que par brefs épisodes, cela peut-être un signe qu'il ne tète pas assez.**

- **SA SUCCION : une succion efficace respecte un certain rythme. Votre bébé ouvre grand la bouche, puis il fait une pause perceptible au moment où sa bouche est grande ouverte, et la referme. C'est lors de cette pause que votre bébé avale le lait. Ainsi, plus celle-ci est longue, plus il boit.**
  Vous trouverez à cette adresse quatre vidéos montrant une tétée très efficace, un bébé qui boit plutôt bien, une tétée avec interruptions et un bébé qui « tétouille », afin d'apprendre à bien les différencier : *http://www.lllfrance.org/Videos/Quatres-videos-pour-reconnaitre-si-bebe-prend-assez-de-lait.html*

- **SON COMPORTEMENT APRÈS LA TÉTÉE : il est calme, ne cherche pas le sein, ne pleure pas s'il reste dans vos bras. Vous le trouvez détendu, même s'il ne s'endort pas.**

Faites-vous confiance si vous avez constaté des signes de satiété chez votre bébé et que vous avez le sentiment qu'il prend assez de lait.

Quelle est la bonne fréquence des tétées ?

C'est simple, il n'y en a pas. Chaque bébé a son propre rythme, et encore, il peut en changer si fréquemment dans les jours qui suivent la naissance qu'il est difficile de le suivre ! Oubliez ce que vous avez pu entendre auparavant, (que l'on m'enseignait même à l'école d'infirmières il n'y a pas si longtemps) : un nouveau-né, ça tète toutes les deux à trois heures. Voilà une croyance qui a mis les nerfs de nombreuses jeunes mamans à rude épreuve, et a ralenti, voire anéanti, nombre de démarrages d'allaitement !

La fréquence idéale, c'est l'allaitement à la demande.

C'est-à-dire dès que vous avez l'impression que votre bébé cherche à téter : il bâille, tourne la tête de part et d'autre comme s'il cherchait quelque chose, tète ce qui passe à portée de sa bouche, met son poing à la bouche. Votre bébé peut très bien téter trois fois dans l'heure puis ne plus réclamer pendant deux heures. Les premiers jours, le rythme et la durée des tétées sont très souvent anarchiques. Non seulement il n'y a pas à s'en inquiéter, mais, en plus, l'idéal est de se laisser emporter par ce rythme, ne pas y résister pour le vivre au mieux. D'ailleurs, rien ne vous empêche de dormir en même temps que votre bébé : c'est même fortement recommandé !

Mon bébé n'a pas tété juste après la naissance, est-ce que cela met en péril le début d'allaitement ?

Idéalement, il est préférable que votre bébé tète juste après la naissance, car plus la lactation est stimulée rapidement, mieux c'est. Si toutes les conditions sont réunies pour une mise au sein en salle de naissance, c'est merveilleux – encore plus si vous pouvez laisser à votre bébé le temps de se reposer un peu sur votre ventre et de venir chercher lui-même le sein : émotion assurée à la découverte de ce petit miracle !

Si, pour une raison ou une autre, cela ne peut se faire, pas de panique !

• Si vous devez être séparée de votre bébé plus de quelques heures et que vous souhaitez allaiter, mieux vaut utiliser un tire-lait, qui favorisera la mise en route en de la lactation (dans le cas d'une séparation liée à un problème de santé de votre bébé, recevoir votre lait sera d'autant plus bénéfique pour lui).

• Si vous n'êtes pas séparés plus de quelques heures, proposez-lui le sein dès vos retrouvailles et aussi souvent qu'il le souhaitera, quitte, très exceptionnellement, à le stimuler et à le réveiller en douceur pour qu'il tète. De nombreuses études ont démontré que plus le bébé tète tôt après la naissance, plus le processus de lactation se met en place rapidement et efficacement.

Mais devenir parent, c'est faire l'expérience sans cesse renouvelée du fossé entre l'idéal... et la réalité !

Quelles sont les bonnes positions d'allaitement ?

Voici quelques positions d'allaitement. N'hésitez pas à les essayer toutes, en particulier durant les premiers jours : chacune d'entre elles stimule une zone du sein, vous multipliez donc vos chances d'avoir une lactation optimale !

Madone

C'est la plus courante des positions d'allaitement, celle que l'on a en tête lorsqu'on pense à un bébé allaité. Vous êtes assise ou semi-assise, le dos contre le dossier du lit ou du fauteuil. La tête de votre bébé repose sur votre bras (droit s'il tète le sein droit, gauche s'il tète le sein gauche). Il est couché sur le côté, face à vous, son ventre contre le vôtre, ses genoux et ses pieds contre votre corps. Son nez est au niveau de votre mamelon, sa tête est légèrement inclinée vers l'arrière de sorte qu'il puisse prendre le sein en y appuyant son menton. S'il était nu, on ne verrait pas son nombril. Son oreille, son épaule et sa hanche sont alignées.

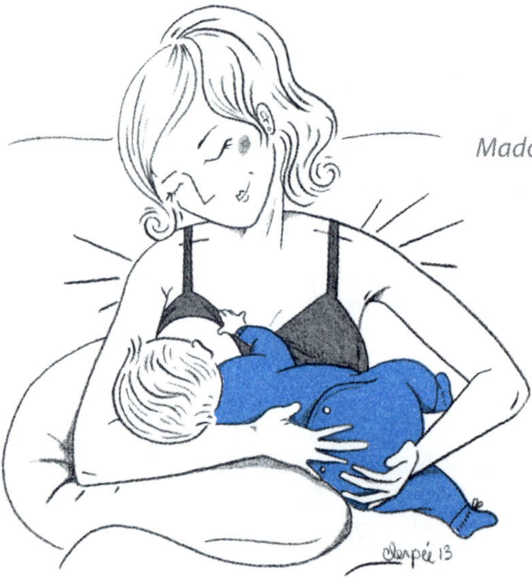

Madone

Madone inversée

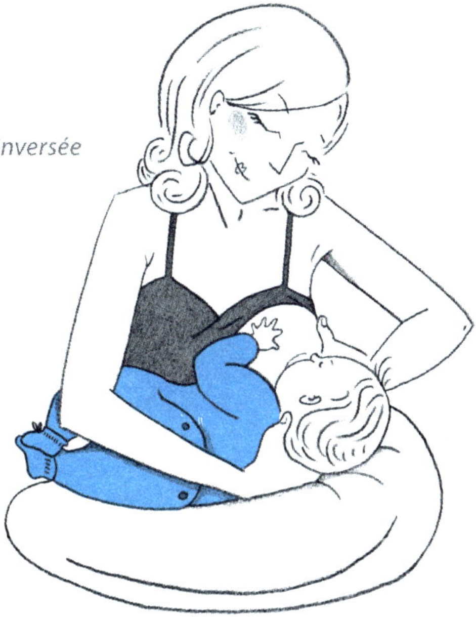

Madone inversée

C'est une variante de la position précédente. Votre bébé est couché sur le côté, vous soutenez sa tête avec la main opposée au sein qu'il tète, son corps repose également sur le bras opposé. Ses fesses sont au niveau de l'intérieur de votre coude et ses jambes passent sous le bras qui le maintient. Pour une prise du sein optimale, approchez votre mamelon de la bouche de votre bébé lorsqu'elle est grande ouverte, et introduisez-le de façon asymétrique, (c'est-à-dire que le mamelon entre en direction du palais, vers le haut, et que la plus grande partie de l'aréole se situe du côté de son menton). C'est une position idéale pour les nouveau-nés, car elle facilite l'apprentissage d'une bonne prise du sein en bouche.

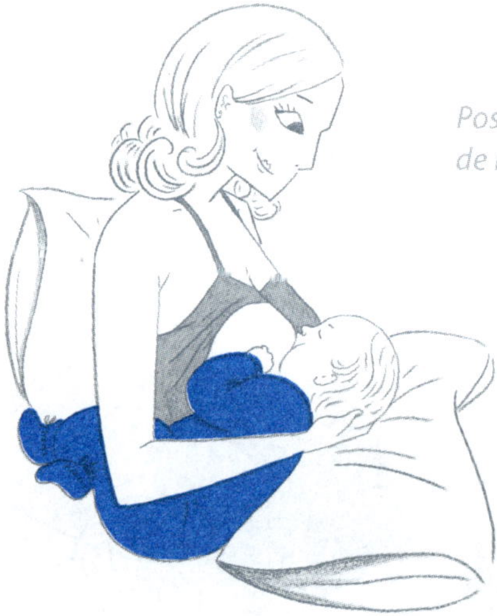

Position en ballon de rugby

Position en ballon de rugby

Vous êtes assise ou à demi assise, le dos contre le dossier du lit ou du canapé. Votre bébé est allongé sur le dos, contre votre flanc, sur des coussins afin d'être à la bonne hauteur et que vous puissiez le nourrir sans vous pencher. Ses pieds sont contre le dossier de votre fauteuil ou de votre lit, jambes légèrement repliées. Vous soutenez sa nuque avec la main du côté du sein tété. Votre avant-bras, lui, est le long de son corps. C'est une position idéale pour les bébés qui ont un peu de mal à téter car la maman voit très bien la prise en bouche du sein et peut ainsi l'accompagner aisément. Si votre poitrine est volumineuse, cette position est particulièrement indiquée.

Biological nurturing

Vous êtes à demi assise, plus ou moins inclinée. Le ventre de votre bébé est contre le vôtre, comme lors de la première tétée en salle de naissance (si les choses se sont déroulées de façon idéale). En peau à peau, la position est encore plus efficace. Sa tête est légèrement inclinée en arrière pour une prise du sein optimale, et vous lui laissez d'ailleurs le soin de trouver et de prendre lui-même le sein : dans

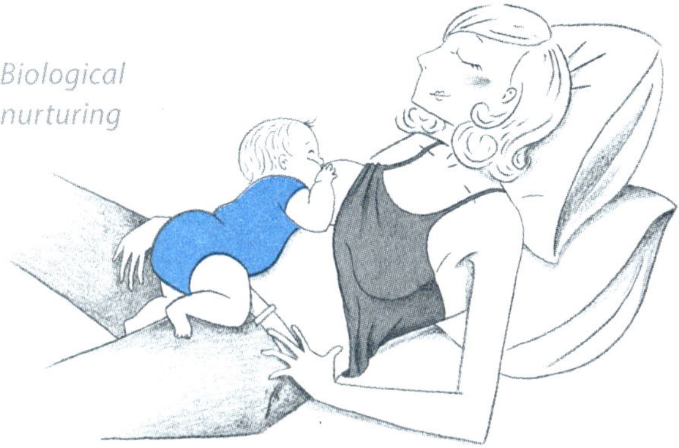

Biological nurturing

cette position, il pourra le faire sans que vous le guidiez car il est libre de ses mouvements.

Position couchée

C'est une position à laquelle beaucoup de mamans ne pensent pas les premiers jours, sans doute parce que, culturellement, nous avons tous en tête l'image de mamans qui allaitent assises ! C'est pourtant une position simple et confortable, qui vous permet une petite sieste en cours de tétée ou juste après si vous le souhaitez, le pic d'ocytocine que vous sécrétez au moment de la tétée vous donnant souvent une irrésistible envie de dormir. Allongez-vous sur le côté, votre bébé couché sur le côté face à vous, contre vous. Il doit être un petit peu plus bas que le sein :

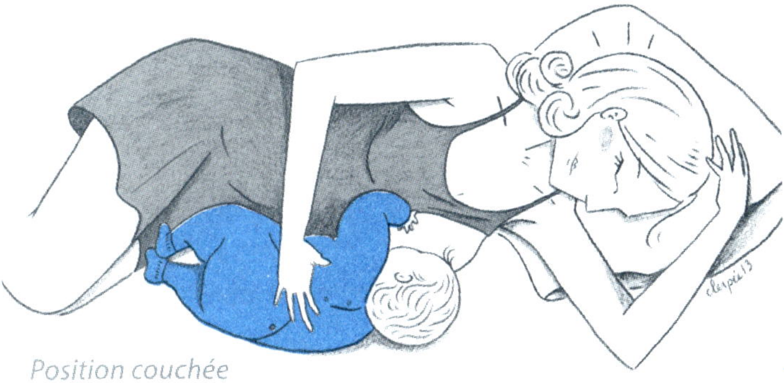

Position couchée

pour qu'il le prenne bien en bouche, il doit légèrement lever la tête pour téter.

Est-ce normal que mon bébé tète si souvent ?

On a tellement entendu dire qu'un bébé doit téter toutes les deux à trois heures dès la naissance qu'on imagine qu'un bébé qui tète plus souvent a un problème ou qu'il n'est pas assez nourri. En fait, c'est cette idée qui est erronée : il peut arriver que certains bébés se contentent de ce rythme dès après la naissance, mais cela reste rare. La plupart du temps, les tétées sont bien plus fréquentes, et leur rythme ainsi que leur durée sont anarchiques à ce stade *(voir p. 76 « Quelle est la bonne fréquence des tétées ? »)*.

Pourquoi les crevasses surviennent-elles ?

Les causes de crevasses sont nombreuses et variées. Parmi les plus fréquentes, on retrouve :

- une position d'allaitement incorrecte ;
- une mauvaise prise en bouche du sein par votre bébé (il n'ouvre pas assez la bouche pour prendre l'ensemble du sein et de l'aréole, par exemple, ou un frein de la langue l'empêche de prendre le sein correctement) ;
- les mamelons sont trop humides ou trop secs et se crevassent.

Dans le traitement des crevasses, qui sont particulièrement douloureuses, il y a deux urgences :

- trouver la cause des crevasses pour résoudre le problème au plus vite et éviter une surinfection ou une douleur telle que l'arrêt de l'allaitement semble la seule solution.
- traiter la douleur si c'est nécessaire et soulager le ou les seins touchés.

Si vous êtes encore à la maternité, n'hésitez pas à demander aux soignants de venir observer une tétée pour qu'ils vous aident à identifier une éventuelle mauvaise position d'allaitement.

TRAITEMENT DES CREVASSES

Une fois la cause de la crevasse identifiée et résolue, voici quelques trucs pour apaiser la douleur.

- **Certaines femmes laissent le mamelon lésé à l'air libre pour éviter le frottement du soutien-gorge et la macération.**
- **Vous avez également la possibilité de réaliser un pansement avec votre propre lait, méthode que j'ai apprise de Véronique Darmangeat, consultante en lactation chevronnée, et testée et approuvée personnellement. Prenez une petite compresse (ou coupez-en une grande de sorte qu'elle recouvre juste votre mamelon), imbibez-la de votre lait, appliquez-la sur le sein lésé et recouvrez-la de film alimentaire transparent, afin que l'air ne passe pas (c'est ce que l'on appelle un « pansement occlusif »). Renouvelez l'opération à chaque tétée. Généralement, cela soulage immédiatement. Si, au contraire, cela vous irrite davantage, consultez un médecin, car la crevasse est peut-être infectée.**
- **Vous pouvez appliquer de la lanoline purifiée en petite quantité sur le mamelon lésé (on a coutume de dire que la taille d'un demi-grain de maïs suffit). Vous ne devez pas essuyer votre mamelon entre deux tétées, au risque de l'irriter à nouveau, et votre bébé ne risque rien s'il en reste un peu sur votre sein. Si vous en mettez trop, votre mamelon risque de glisser et votre bébé ne pourra pas bien le prendre en bouche.**

Dois-je réveiller mon bébé pour lui donner le sein ?

L'allaitement à la demande porte bien son nom : c'est allaiter en fonction des besoins du bébé. Aussi il n'est pas nécessaire de le réveiller pour lui donner le sein, mais d'être à l'écoute de son rythme ; cependant, dans certaines circonstances, vous pouvez être amenée à le faire – en douceur bien sûr !

• Dans les jours qui suivent la naissance, si votre bébé réclame très peu. Dans ce cas, l'idéal est de le garder contre vous en peau à peau : votre odeur et celle du colostrum le stimuleront, et il se réveillera de lui-même pour téter bien plus fréquemment que si vous le laissiez dans son berceau.

• Au moment de la montée de lait, quand vos seins sont très tendus, afin d'éviter l'engorgement. Le peau à peau est également une option intéressante dans ce cas.

À SAVOIR

Le peau à peau, c'est-à-dire l'enfant placé contre la peau d'un de ses parents sans vêtements qui les séparent, a démontré ses nombreux bénéfices :

- **il favorise la création du lien parents-enfant ;**
- **le peau à peau mère/enfant juste après la naissance favorise une première tétée efficace et rapide. Même dans les premiers jours de vie, il stimule le nouveau-né, qui tète alors plus souvent et plus efficacement ;**
- **il permet le maintien de la température corporelle du nouveau-né et est utilisé dans ce but afin d'éviter couveuse ou table chauffante – lorsque c'est possible ;**
- **il permet au bébé de conserver un bon rythme cardiaque, une respiration et une pression artérielle normales, d'être plus détendu et de ne pas (ou peu) pleurer ;**
- **il est particulièrement bénéfique pour les bébés prématurés, ce qui a été démontré dans les unités kangourous.**

Comment savoir si on adopte la bonne position ?

C'est « simple » : votre bébé est visiblement à l'aise, vous êtes installée confortablement, sans tension musculaire, et vous constatez qu'il tète bien *(voir p. 72 « Comment savoir si mon bébé prend bien le sein ? »)*. Au fil des jours, vous allez découvrir de nouvelles positions d'allaitement – surtout lorsque vous allaiterez tout en accomplissant les tâches du quotidien ou en vous déplaçant –, parfois très personnelles, voire farfelues, et vous aurez vite vos favorites.

À quoi puis-je voir que mon bébé a faim ?

Au fil des jours, vous apprendrez à reconnaître les signes de faim propres à votre bébé. En attendant, en voici les manifestations les plus fréquentes :

- votre bébé bâille ;
- il tourne la tête de part et d'autre, semblant chercher quelque chose avec sa bouche ;
- il porte son poing à la bouche ;
- il tète tout ce qui passe à portée de sa bouche : doigt, lange, etc. ;
- en tout dernier lieu, il pleure.

On a coutume d'imaginer que, pour nourrir son bébé, il faut attendre qu'il pleure. Or, quand c'est le cas, il a déjà donné en amont de nombreux signes de son besoin de téter, et il perd de l'énergie à pleurer : sa tétée sera sans doute moins longue et moins efficace. Lorsque l'on décèle les premiers signes de faim, il est préférable de lui donner le sein, alors qu'il est encore calme et parfaitement disposé à téter.

Qu'est-ce que le méconium ?

Le méconium caractérise les premières selles du bébé. Une mise en route rapide et efficace de l'allaitement accélère son expulsion, qui a normalement lieu dans les vingt-quatre à quarante-huit heures suivant la naissance. C'est l'ingurgitation de liquide amniotique durant la grossesse qui constitue le méconium (collant, visqueux, de verdâtre à noirâtre) que vous découvrirez avec plus ou moins de joie au fond des couches de votre bébé. La bonne nouvelle, c'est qu'il est généralement inodore, et que son expulsion est un signe de bonne santé. Ne vous inquiétez donc pas de cet aspect surprenant des selles de votre nouveau-né dans les premiers jours qui suivent la naissance, bien loin des selles jaune d'or caractéristiques des enfants allaités, qui ne tarderont pas à faire leur apparition dans votre vie…

Comment soulager les tensions dans les seins ?

Au moment de la montée de lait, mais aussi régulièrement par la suite, vous ressentirez des tensions dans les seins, surtout si votre bébé n'a pas tété depuis longtemps. La meilleure chose à faire dans ce cas est de le mettre au sein le plus souvent possible pour en vider le lait. S'il n'est pas avec vous, vous pouvez tirer votre lait ou l'exprimer manuellement, technique qui consiste à presser vos seins avec vos mains afin d'en faire sortir le « trop-plein » qui vous incommode *(voir page 124)*. Elle est très efficace pour vous soulager en quelques minutes lorsque vous n'êtes ni auprès de votre bébé ni équipée d'un tire-lait !

Faut-il nettoyer les mamelons avant et après la tétée ?

Voilà encore une pratique qui a parfois été recommandée, selon les tendances et les modes autour de l'allaitement. On sait désormais que, sur la surface du mamelon et de l'aréole, des tubercules appelés « tubercules de Montgomery » produisent un liquide aux propriétés antiseptiques et hydratantes qu'il ne faut pas enlever, au risque d'abîmer votre peau ! Nul besoin de laver ou de rincer vos seins avant ou après chaque tétée, votre douche quotidienne et les tubercules de Montgomery suffisent à vous assurer une hygiène irréprochable !

Je ressens comme une toute petite décharge dans le sein en début de tétée, est-ce normal ?

Il arrive fréquemment qu'en début de tétée, surtout lors de la mise en place de l'allaitement, vous ressentiez une sensation de chaleur, des picotements, des fourmillements, une tension, parfois même un peu de douleur, qui s'estompent au fil de la tétée et au fur et à mesure que l'allaitement s'installe.

Une fois la montée de lait survenue, ce que vous ressentez correspond souvent au moment où survient le réflexe d'éjection, c'est-à-dire lorsque la stimulation du mamelon entraîne l'éjection du lait. Tant que les sensations ne sont pas ou peu douloureuses et qu'elles s'estompent en cours de tétée, tout va bien. Si ce n'est pas le cas, n'hésitez pas à demander du soutien pour vous assurer que votre position est bonne et que votre bébé prend bien le sein en bouche.

Dois-je attendre que mon bébé pleure pour lui donner le sein ?

On a coutume d'imaginer que LA manifestation de la faim par excellence pour un nouveau-né, ce sont les pleurs. Il est donc fréquent de ne pas remarquer les autres signes que le bébé émet pour montrer son envie de téter avant d'en arriver aux pleurs, ou de les ignorer volontairement parce qu'on nous a dit qu'il fallait attendre que le bébé « ait vraiment faim » – sous-entendu qu'il hurle à pleins poumons ! Difficile de faire fi de toutes les images ancrées dans l'imaginaire collectif…
Dès que votre bébé manifeste les signes de la faim (*voir page 85*), vous pouvez lui donner le sein.
Cela lui évitera de dépenser une énergie précieuse à pleurer, d'autant que plus il est calme, mieux il tétera. En prime, vous vous épargnerez du stress, car les pleurs de votre bébé peuvent vous bouleverser, surtout dans les premiers jours après la naissance, lorsque vous êtes particulièrement à fleur de peau ! Faites-vous confiance, quand vous sentez qu'il a faim, dites-vous que c'est le bon moment, quoi qu'on vous en dise autour de vous, et vous saurez le déceler avec plus d'acuité au fil des jours !

Faut-il noter les horaires des tétées ?

On recommande généralement d'éviter cette pratique, contraignante et anxiogène. De nombreuses mamans de bébés qui tétaient peu ou dont le poids était préoccupant ont constaté que l'allaitement se déroulait mieux lorsqu'elles cessaient de tout noter. Si c'est une demande de l'équipe médicale et que vous la trouvez justifiée, pourquoi pas, mais pendant une courte période.

> La lactation est aussi soumise à notre état psychologique, il est donc important de réduire les sources de stress autant que possible.

Mon bébé passe des heures au sein, est-ce normal ?

Oui, et ce n'est que le début ! Je ne vous cache pas qu'il y passera un certain temps... Parfois, il tétera souvent, mais les tétées seront brèves ; à d'autres moments, il tétera moins fréquemment mais plus longuement ; de temps en temps, il vous laissera quelques heures de répit, à un moment où vous ne vous y attendiez tellement pas que vous serez presque tentée de le réveiller ! Quelquefois encore, il tétera souvent et longtemps, et vous aurez l'impression d'avoir passé votre journée à lui donner le sein…

Au fil des semaines, vous ferez face à des jours de pointe ou pics de croissance, c'est-à-dire des périodes de quelques heures à quelques jours où votre bébé tétera beaucoup plus qu'à son habitude. Durant ces pics, la lactation augmente jusqu'à atteindre le volume nécessaire pour votre bébé grandissant !

Si je mets du déodorant ou du parfum, est-ce que cela risque de perturber la tétée de mon bébé ?

Depuis la grossesse, votre bébé s'est habitué à votre odeur corporelle. Dès la naissance, il a reconnu l'odeur de votre peau, de votre colostrum puis de votre lait. Durant l'allaitement, des odeurs fortes autres que celles de votre corps peuvent en effet déboussoler un peu votre enfant. Vous-même, depuis votre grossesse ou l'accouchement, peut-être avez plus de mal à en supporter certaines, y compris celle de votre propre parfum.

Effectivement, un parfum peut déranger votre bébé en masquant l'odeur de vos seins, de votre lait : il sera alors moins stimulé pour téter. Si vous souhaitez continuer à porter ces produits, préférez un parfum léger et un déodorant neutre, sans parfum. Assurez-vous aussi que les composants de ces produits sont le plus naturels possible.

Vais-je avoir toujours soif lorsque je donne le sein ?

Vous avez dû remarquer que vous avez soudain très soif au moment où votre bébé tète. Ayez toujours une bouteille d'eau à portée de main pour boire dès que le besoin s'en fait sentir. Au bout de quelques semaines, cette soif ne sera plus ni systématique ni si intense. C'est toutefois une bonne habitude à prendre que de boire en même temps que votre bébé, surtout si vous avez du mal à avaler 1 litre à 1,5 litre d'eau par jour, l'apport hydrique idéal pour chacun d'entre nous, que l'on allaite ou non.

DE L'EAU TOUT SIMPLEMENT !

Attention en effet aux autres boissons.

- **LIMITEZ LES BOISSONS EXCITANTES : la caféine, la théine passent dans le lait et peuvent agir sur votre bébé, qui n'en a vraiment pas besoin…**
- **ÉVITEZ LES BOISSONS SUCRÉES : caloriques, elles n'ont aucun intérêt nutritif et peuvent, à long terme, favoriser l'apparition d'un diabète.**
- **ÉVITEZ LES BOISSONS ALCOOLISÉES : voir page 19.**

Témoignages de mamans

« Quand mon fils est né et qu'il a été posé sur mon ventre, c'est mon mari qui l'a mis sur mon sein. Moi, je ne pensais qu'à le regarder. Cela s'est fait de manière incroyablement naturelle, sans que je me pose aucune question. Avec le recul et les expériences de mes amies, je réalise que personne ne m'a dit qu'il fallait lui proposer le sein tout de suite, et je sais que certaines ont souffert de ce manque. »

Euryale

« C'était facile, j'ai eu la chance d'avoir une bonne montée de lait et, dès le début, un bébé qui tétait bien, sans difficulté. Par contre, à la maternité, j'étais un peu déboussolée par les discours contradictoires du personnel : tantôt on me disait "il faut le mettre au sein toutes les trois heures", tantôt c'était "laissez votre bébé dormir, il demandera quand il aura faim"... J'ai fini par trancher et aller dans ce sens. »

Magalie

« La seule chose qui m'inquiétait était d'avoir une césarienne, car je savais que le retour à domicile serait beaucoup plus dur à gérer : les douleurs, les tiraillements dans le bas du ventre, les nuits courtes et les journées sans repos. J'ai eu une césarienne, en catastrophe. En plus de l'avoir mal vécue, mon retour à domicile a été bien plus difficile que ce que j'avais pu imaginer. J'ai voulu arrêter l'allaitement trois fois par jour pendant deux mois au moins ! Mais j'ai continué, j'ai persévéré : elle a quasiment six mois, tète encore, je ne regrette pas. »

Fanny

« Dans la vie, rien ne se passe comme dans les films ! Après une césarienne en urgence à 37 semaines d'aménorrhée, mon petit mec était trop faible et n'arrivait pas à téter. Le premier mois a été compliqué, mais dès qu'il a commencé à prendre des forces, l'allaitement a enfin été comme dans les rêves, ou presque ! Après beaucoup de patience, de bouts de sein en silicone, j'ai pu allaiter et j'ai trouvé un tel plaisir que j'ai allaité mes trois autres enfants, et de plus en plus tard... »

Léna

« À trois mois de grossesse : hors de question que j'allaite ! À six mois : OK, bon, si c'est mieux que l'industrie du lait, je veux bien faire don de mon corps... À une seconde de vie de mon loulou : posez-le sur moi (nom de Dieu !), il faut qu'il sente où il va se nourrir ! »

Vanessa

« Je n'ai jamais voulu allaiter mon enfant car je ne pouvais pas imaginer avoir une personne autre que mon mari qui touche cette partie de moi. J'ai malgré tout suivi les cours de préparation à l'accouchement et cherché des informations sur l'allaitement durant ma grossesse. Mais pour moi, c'était catégorique, je n'allaiterais pas. Étant très sensible des seins, j'avais peur d'éprouver du plaisir, ou de ne plus en avoir après allaitement. Le jour de l'accouchement, j'ai tenté la tétée de bienvenue et j'ai trouvé cet instant magique. Je ne me posais plus de questions, ce qui comptait pour moi, c'était d'être en phase avec ma puce. Au final, j'ai allaité un an. »

Manon

« Lorsque mon
fils est né prématurément
à 7 mois et demi, j'ai été étonnée
qu'on me demande si je souhaitais
l'allaiter. Je pensais que ça ne serait
pas possible. J'ai tiré mon lait pendant
trois semaines, jour et nuit, pour mettre en
place l'allaitement. J'ai été très bien entourée
en "néonat" pour le démarrage de l'allaitement,
la mise au sein. J'ai été encouragée par toute
l'équipe et par mon amoureux à chaque fois que
je doutais ou pensais baisser les bras. Au bout
de deux semaines "Petit Bonheur" tétait
pour de bon, et à trois semaines, il n'était
plus complété par sonde.
Une belle victoire ! »

Oriane

« Le démarrage
a été très dur, très
douloureux. À chaque fois
que mon bébé était au sein, j'avais
des contractions utérines terribles. La
douleur était telle qu'il m'est arrivé d'avoir
une petite larme au coin de l'œil pendant
que ma fille tétait. Au deuxième jour
de tétée, son père nous a regardées
tendrement en disant : "C'est vrai que c'est
beau quand elle tète, je comprends que
tu verses ta larme." Moi :
"Euh... Non, non, c'est juste que
j'ai affreusement mal !" »

Laura

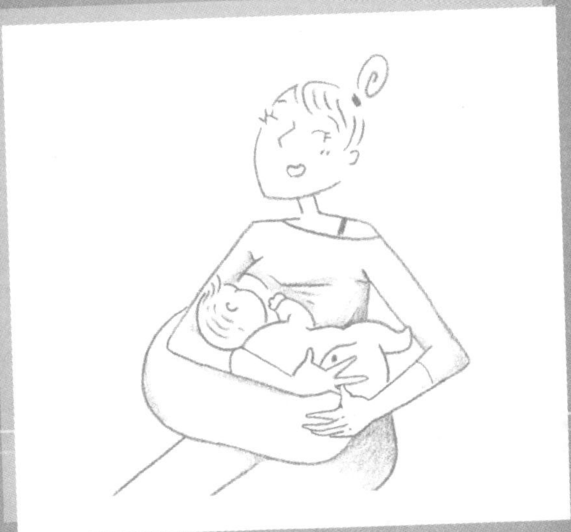

L'ALLAITEMENT **AU QUOTIDIEN**

Est-ce que mon lait est assez nourrissant ?

À chaque étape de l'allaitement, certaines jeunes mamans se posent à nouveau cette question angoissante. Comme nous l'avons évoqué plus tôt, la composition du lait maternel varie très peu d'une femme à l'autre. Ce qui change, c'est la qualité des protéines et des acides gras, liée à la qualité de votre alimentation. La composition du lait maternel se modifie cependant en cours de tétée : moins dense et donc plus hydratant au début, plus riche et gras donc plus nourrissant à la fin. Elle varie aussi en fonction de l'âge de l'enfant et s'adapte à ses besoins au fil de sa croissance.

Notez en revanche qu'un régime végétalien durant l'allaitement engendre une sérieuse carence en vitamine B12 chez un bébé allaité.

Est-ce que j'ai assez de lait ?

La question se pose toujours : produit-on assez de lait pour satisfaire les besoins de son bébé ? S'il est difficile de lever complètement ce doute, il existe néanmoins des critères objectifs permettant de s'assurer que la production de lait est suffisante *(voir p. 74 « Comment savoir si mon bébé prend assez de lait ? »)*. Voici quelques conseils si vous avez le sentiment d'une baisse de lactation, ou que les besoins de votre bébé ont augmenté et que votre lait ne semble pas suffire à le rassasier.

- Faites téter votre bébé aussi souvent qu'il en a besoin : plus il tète, plus la glande mammaire produit de lait pour répondre à sa demande.
- Pensez à vous reposer et à vous détendre. Plus facile à dire qu'à faire, j'en conviens ! Il y a un facteur psychologique dans le processus de lactation : mieux vous vous sentez, plus vous produisez de lait.

- En complément d'une stimulation « mécanique » (votre bébé qui tète ou l'utilisation d'un tire-lait), vous pouvez consommer certains aliments ou boissons censés augmenter la lactation – même s'ils ne suffisent pas, à eux seuls, à la stimuler. C'est le cas du fenouil et des tisanes d'allaitement.

À SAVOIR

Le fenouil, particulièrement riche en protéines et en vitamines (C, A, E et B9), est reconnu pour les bienfaits de son bulbe, de ses graines et de ses feuilles. Ses graines sont réputées depuis longtemps pour leur effet galactogène, c'est-à-dire qu'elles aideraient à la production de lait chez les femmes qui allaitent. Plus généralement, le fenouil est diurétique et aide à la digestion.

Il peut se consommer cru, en salade, ou cuit, tel quel ou cuisiné.

Est-ce que j'aurai mal quand mon bébé aura des dents ?

Non ! Lorsque votre bébé tète, ses dents ne sont pas en contact avec votre mamelon. En revanche, il peut arriver qu'il vous morde. Pour éviter cela, retirez-lui le sein de sa bouche dès qu'il a fini de téter. S'il vous mord, dites-lui « non » de façon calme mais ferme et éloignez-le de votre sein en lui expliquant pourquoi vous le faites.

Sous l'effet de la surprise et de la douleur, vous pouvez avoir crié et/ou avoir eu un geste brusque. Si c'est le cas, mettez des mots sur ce qui s'est passé et expliquez votre réaction à votre enfant. Certains bébés, apeurés par la réaction de leur maman et ne comprenant pas qu'elle est liée à la morsure, peuvent avoir ensuite du mal à reprendre le sein, voire même entamer une grève de la tétée.

Est-ce que j'allaite trop longtemps ?

Selon les personnes ou groupes de personnes auxquels vous aurez affaire, vous allaiterez – presque – toujours trop ou pas assez longtemps, trop ou pas assez souvent, de façon trop impudique ou trop « coincée », etc.

L'allaitement, tout comme la maternité, est un domaine où chacun, même pas ou peu concerné, a un avis. La meilleure attitude à avoir, à mon sens, est de ne pas vivre les remarques que vous entendrez (« Quoi, tu allaites encore ? Comment, tu le sèvres déjà ? ») comme une agression, mais de toujours garder à l'esprit à quel point l'allaitement renvoie chacun à son histoire, à de l'intime, du personnel, de l'animal. À de l'irrationnel aussi. J'ai pu noter que, lorsque les jeunes mamans qui allaitent parviennent à passer outre le côté un peu intrusif ou catégorique de ces remarques, elles en viennent souvent à découvrir qu'il s'agit de curiosité, de méconnaissance ou de surprise liées à l'histoire personnelle de ces personnes plutôt que de jugement ou d'agressivité. En matière d'allaitement, plus encore que dans n'importe quel domaine de la vie, vous en ferez toujours bien trop pour certains et vraiment pas assez pour d'autres.

Faites-vous confiance, écoutez-vous, accordez-vous la liberté d'allaiter comme vous l'entendez.

Souriez et montrez votre assurance : cela désamorce bien des situations, et vous serez la première surprise des confidences que l'on vous fera !

Dans certaines tribus, les enfants sont allaités jusqu'à ce que leur mère n'ait plus du tout de lait, c'est-à-dire quand ils ont environ 6 ans, voire plus.

Vous avez donc un peu de marge !

Faut-il donner de l'eau à mon bébé allaité exclusivement ?

Non, l'eau n'est pas nécessaire pour votre bébé tant qu'il est allaité. Le lait de début de tétée, moins « riche » que celui de fin de tétée, couvre tous ses apports hydriques. Mais s'il fait particulièrement chaud ou si votre enfant risque de se déshydrater pour d'autres raisons (diarrhées, vomissements), continuez l'allaitement en proposant des tétées courtes et plus fréquentes.

Comment prévenir les morsures ?

Pour prévenir les morsures – désagrément qui, heureusement, n'est pas systématique –, essayez de repérer à quel moment elles se produisent. Pour certains bébés, c'est en fin de tétée, dans un demi-sommeil. Mieux vaut alors retirer le sein de la bouche quand vous sentez que la tétée est terminée. Pour d'autres, c'est une façon de vous tester, et vous pouvez « voir dans ses yeux » quand cela va se produire. Anticipez en lui disant fermement : « Non, ce n'est pas possible de me mordre. » S'il le fait malgré cela, retirez le sein en lui expliquant que vous le lui proposerez à nouveau un peu plus tard, lorsqu'il sera prêt à téter sans mordre.

À partir de quand peut-on envisager un allaitement mixte ?

On considère qu'il faut plusieurs semaines pour que l'allaitement soit bien mis en place. C'est donc seulement à partir de 6 à 8 semaines que l'on peut envisager de passer à un allaitement mixte (c'est-à-dire en alternant avec des biberons) en minimisant les risques d'arrêt de la lactation. Cependant, à ce stade, on ne peut pas garantir que celle-ci se maintiendra au niveau espéré. Certains allaitements mixtes durent dans le temps tandis que d'autres conduisent à un arrêt de la lactation au cours des semaines qui suivent. Cela peut aussi être une façon d'amorcer en douceur le sevrage si c'est ce que vous souhaitez.

Quelle est la durée optimale d'allaitement ?

Pour rappel, l'OMS (Organisation mondiale de la santé) recommande l'allaitement exclusif jusqu'aux 6 mois de l'enfant, puis en complément d'une alimentation diversifiée jusqu'à l'âge de 2 ans. En dehors de ces recommandations, la bonne durée d'allaitement, c'est la vôtre !

Continuez à allaiter, tant que vous et votre enfant vivez cet allaitement de façon aussi harmonieuse que possible, que vous en êtes heureuse.

L'allaitement ne doit pas être une contrainte et un sacrifice tels que la relation à votre enfant risque d'en pâtir.
À notre époque, chacune devrait pouvoir choisir la durée d'allaitement qui lui convient sans être jugée, sans se sentir prisonnière du regard que la société portera sur elle.
Les mères qui allaitent deux jours ne sont pas de « mauvaises mères », et celles qui allaitent trois ans non plus !

Peut-on allaiter d'un seul sein ?

Oui ! Partiellement ou totalement, de nombreux témoignages de femmes l'attestent. Qu'il s'agisse, par exemple, d'un manque de stimulation d'un des seins dès le début de la lactation (certains bébés tètent correctement un sein et pas du tout l'autre) ou des séquelles d'une chirurgie mammaire, il est tout à fait possible d'allaiter d'un seul sein. Parfois, la quantité produite suffira aux apports du bébé, d'autres fois, il sera nécessaire de compléter la ration avec du lait artificiel.

Les femmes qui ont allaité d'un seul sein évoquent fréquemment le désagrément que représente la différence de volume entre le sein lactant et l'autre. Sachez toutefois que ce problème disparaîtra à l'arrêt de l'allaitement.

Est-ce que j'ai un réflexe d'éjection fort (REF) ?

Votre lait coule en jet puissant, surtout en début de tétée ? Votre bébé s'agite, semble avaler très vite, avoir du mal à suivre le rythme, s'étrangle lorsqu'il tète ? Il a des selles vertes, explosives, des coliques ? Alors il est probable que vous ayez un REF, réflexe d'éjection fort, c'est-à-dire que votre lait est éjecté de façon puissante, au point qu'un jet peut traverser la pièce, en particulier en début de tétée.

Le REF est parfois associé à une surproduction de lait, mais ce n'est pas systématique : il est possible que l'éjection soit forte et la production de lait adaptée aux besoins de votre bébé. Le REF apparaît en général une fois que l'allaitement est bien mis en route, quelques semaines après le démarrage, et s'atténue au fil des mois.

Voici les signes qui peuvent évoquer un REF (ils ne sont pas forcément tous présents) :

- votre bébé a des coliques, des gaz, des selles vertes et explosives : il reçoit beaucoup de lait de début de tétée (riche en lactose) et peu de lait de fin de tétée (riche en graisse), ce qui accélère son transit. En outre, il avale beaucoup d'air en essayant de boire au rythme de ce puissant jet ;
- sa courbe de croissance est généralement normale, voire au-dessus de la moyenne ;
- il régurgite fréquemment ;
- il se réveille souvent et pleure beaucoup, vous avez l'impression qu'il est toujours affamé ;
- il est tonique et a une succion vigoureuse ;
- lorsque le réflexe d'éjection survient, votre bébé s'agite, tousse, s'étrangle ;
- il laisse du lait s'écouler ;
- il arrête de téter, se cambre en arrière durant la tétée, voire refuse catégoriquement de téter ;
- vous sentez le réflexe d'éjection survenir en début de tétée, parfois même à plusieurs reprises pendant la tétée. Cela peut être douloureux.

Mais d'ici quelques semaines, le REF ne sera plus qu'un mauvais souvenir. Soyez attentive à la courbe de croissance de votre bébé et veillez à ce que votre production de lait ne diminue pas durant cette période.

À SAVOIR

En cas de réflexe d'éjection fort

- **PRIVILÉGIEZ LES POSITIONS OÙ LA TÊTE DE VOTRE BÉBÉ EST AU-DESSUS DE VOTRE SEIN** (à califourchon, couchée sur le dos avec votre bébé au-dessus, etc.) : la gravité atténue un peu la force du jet.
- **PROPOSEZ DES TÉTÉES PLUS FRÉQUENTES** : moins il y a de temps entre deux tétées, moins le lait s'accumule dans la glande mammaire, ce qui atténue la pression au moment de l'éjection du lait.
- **DONNEZ LE SEIN ALORS QUE LE BÉBÉ N'EST PAS TOUT À FAIT ÉVEILLÉ** : sa succion étant moins vigoureuse, cela évite d'amplifier le phénomène. Cette solution est particulièrement adaptée aux bébés qui refusent le sein car ils appréhendent la force du jet.
- **ENLEVEZ LE BÉBÉ DU SEIN LORSQUE LE RÉFLEXE D'ÉJECTION SURVIENT** : vous le sentez généralement venir, vous pouvez donc expliquer à votre enfant ce qui se passe. Certains bébés lâchent d'eux-mêmes le sein au moment de la survenue du REF pour laisser passer le flux trop abondant.
- **FAITES FAIRE FRÉQUEMMENT DES ROTS À VOTRE BÉBÉ** : oui, les bébés allaités ont besoin de faire des rots, contrairement à une vieille croyance populaire, en particulier lorsque leur maman a un REF !
- **TIREZ UN PEU DE LAIT AVANT LA TÉTÉE** : manuellement ou à l'aide d'un tire-lait, juste le temps que survienne le réflexe d'éjection sans que le bébé soit au sein, puis débutez la tétée une fois qu'il a eu lieu.
- **NE DONNEZ QU'UN SEIN PAR TÉTÉE**, voire le même plusieurs tétées consécutives : attention, dans ce cas, à exprimer un peu de lait manuellement ou avec un tire-lait sur l'autre sein, afin d'éviter l'engorgement si vous le sentez tendu.

Mon bébé ne s'endort qu'au sein : dois-je lui apprendre à s'endormir autrement ?

Oui ! Pour certains bébés, ce n'est pas un problème de s'endormir tantôt au sein, tantôt dans leur lit. Mais d'autres peuvent rapidement avoir du mal à s'endormir seuls, et vous pourriez, d'ici quelques semaines, avoir l'étrange sentiment d'être un doudou géant…

Quand vous repérez les premiers signes de fatigue chez votre bébé, essayez de lui retirer délicatement le sein de la bouche afin de l'habituer à s'endormir seul. Si vous n'y voyez pas d'inconvénient pour l'instant, cela pourrait s'avérer gênant à l'avenir, surtout s'il faut que vous soyez systématiquement présente pour que votre enfant trouve le sommeil. Pourquoi ne pas instaurer un rituel d'endormissement après la tétée qui puisse être reproduit par le papa, par vous ou par toute personne qui s'occupera de lui à l'avenir ?

À SAVOIR

Quelle que soit la solution que vous avez choisie pour le couchage de votre bébé, il est important de suivre les mesures de sécurité ci-dessous pour prévenir la mort subite du nourrisson :

- **coucher son bébé sur le dos ;**
- **ne pas surchauffer la pièce où il dort : 19 °C maximum ;**
- **choisir un matelas ferme et adapté aux dimensions du lit, pour que votre enfant ne risque pas de se coincer entre les deux ;**
- **ne pas mettre de couette ni de couverture dans le lit de votre bébé, mais lui enfiler une turbulette ou gigoteuse ;**
- **ne pas mettre d'oreiller ou de tour de lit là où il dort ;**
- **ne pas fumer dans la maison ou l'appartement ;**
- **aérer tous les jours sa chambre.**

La séparation est-elle plus difficile pour un bébé allaité ?

Non, pas forcément. De nombreux facteurs interviennent dans les éventuelles difficultés de séparation : l'histoire familiale (en particulier parentale), le déroulement de la grossesse et de l'accouchement, la personnalité de l'enfant, etc.

Certains bébés allaités se séparent en douceur de leur maman lorsqu'ils sont gardés par une tierce personne car ce lien intime créé avec leur mère durant leurs premières semaines de vie leur a donné un fort sentiment de sécurité ; d'autres, en revanche, semblent avoir plus de mal à renoncer à cette relation intense.

Il est essentiel d'accompagner ces premières séparations par la parole en amont, et de dire avec des mots simples les émotions qui vous traversent à cette idée.

De nombreux bébés se manifestent avec véhémence à l'occasion de la séparation pour exprimer la peine que ressent leur maman à cette occasion. C'est qu'ils sont solidaires, ces petits !

Quels sont les médicaments autorisés pendant l'allaitement ?

On a coutume d'imaginer qu'il y a peu de remèdes que l'on puisse prendre en allaitant. En réalité, dans presque chaque classe de médicament, il y a au moins une molécule compatible avec l'allaitement.

La documentation et les études sur l'allaitement et les médicaments sont pour l'instant disponibles presque exclusivement en anglais, aussi la plupart des médecins préfèrent recommander l'arrêt pur et simple de l'allaitement en cas de maladie maternelle nécessitant un traitement médicamenteux. N'hésitez pas à demander conseil à un autre médecin si le vôtre ne vous propose pas d'alternative que d'arrêter d'allaiter.

Le site de référence en la matière est le CRAT (Centre de référence sur les agents tératogènes de l'hôpital Armand-Trousseau à Paris) : *www.lecrat.org*.

Le livre de référence en anglais est *Medications and Mother's Milk*, de Thomas Hale, aux éditions Hale Publishing.

Quelle contraception choisir lorsqu'on allaite ?

• La MAMA (méthode de l'allaitement maternel et de l'aménorrhée) : l'allaitement fait office de contraception sous certaines conditions. Mais pour bénéficier de cette contraception avec 98 % d'efficacité, il faut impérativement remplir toutes les conditions suivantes :

• que votre bébé ait moins de 6 mois ;

• que vous allaitiez exclusivement (l'efficacité de la méthode diminue si vous tirez votre lait) ;

• que votre retour de couches (retour des règles) n'ait pas encore eu lieu.

• Le stérilet ou DIU (dispositif intra-utérin) : il peut être posé immédiatement après l'accouchement en salle de naissance, ou dès quatre semaines après l'accouchement pour un stérilet en cuivre, et dès six semaines pour un stérilet libérant de la progestérone. Dans un cas comme dans l'autre, il n'est pas nécessaire d'attendre le retour de couches.

• La contraception mécanique : préservatif, diaphragme, cape cervicale et spermicides peuvent être utilisés seuls ou associés durant l'allaitement. Le taux d'échec de ces méthodes est inférieur à 10 % lorsqu'elles sont bien utilisées. Les préservatifs et les spermicides sont en vente libre ; en revanche, diaphragme ou cape cervicale doivent être prescrits par un professionnel de santé. Il est recommandé d'attendre au moins six semaines post-partum pour commencer à utiliser ces dispositifs, le temps que le col de l'utérus et le vagin retrouvent leur place après l'accouchement.

• La pilule : certaines pilules microdosées sont compatibles avec l'allaitement. Néanmoins, on a parfois observé des cas de baisse de la lactation avec ce type de contraception. Il est donc préférable d'attendre que la lactation soit bien installée pour prendre la pilule (à partir de six semaines post-partum), et être prête à l'arrêter si vous constatez que vous produisez moins de lait.

Mon bébé a-t-il des coliques ?

On a l'habitude d'évoquer des coliques pour les bébés dès qu'ils pleurent sans que l'on en identifie la raison, mais ce terme n'évoque pas la même chose d'une personne à une autre !

Au fil des jours, des semaines, vous allez apprendre à différencier les pleurs de votre bébé : faim, fatigue, douleur, angoisse… Il est important de vous faire confiance à ce propos, car vous vivez avec lui et êtes rapidement à même de faire la différence.

Durant les premiers mois de vie, il est fréquent que les bébés pleurent le soir, parfois pendant plusieurs heures. Si c'est le cas du vôtre, vous expérimenterez différentes solutions pour le calmer : le bercer, lui chanter une chanson, le porter en écharpe, lui faire faire un tour de poussette… Les parents en viennent parfois à trouver des astuces qui paraissent saugrenues au premier abord, mais sont en fait d'une efficacité redoutable !

Mais les bébés peuvent aussi pleurer, en dehors du soir, de la faim et de la fatigue, parce qu'ils ont besoin d'être portés, d'être dans les bras.

Ce qui doit vous alerter, ce sont des pleurs soudains, stridents, qui semblent exprimer une vraie souffrance, à des horaires qui ne sont jamais les mêmes.

Pensez alors à noter les circonstances de survenue de ces pleurs et à consulter un médecin qui en cherchera les causes, aidé de vos précieuses informations.

S'il y a un terrain allergique familial, pensez à lui en parler.

Puis-je donner une tétine à mon bébé ?

Dans les premiers temps après la naissance, il est fortement recommandé de ne pas donner de tétine à votre bébé. En effet, la manière de téter n'est pas la même : s'il s'habitue à la tétine, il est fort probable qu'il aura ensuite du mal à téter au sein. Par ailleurs, il ne distingue pas encore son besoin de succion de sa sensation de faim, aussi risque-t-il « d'oublier » de réclamer à manger et d'avoir un rythme de tétée bien moindre que sans tétine.

Si vous souhaitez vraiment proposer la tétine à votre bébé, attendez qu'il ait au moins 1 mois et qu'il sache passer de l'un à l'autre sans que cela le perturbe trop. Néanmoins, gardez à l'esprit que s'il accepte la tétine, les risques qu'il tète moins souvent que s'il n'en avait pas ne sont pas négligeables.

Puis-je faire donner un biberon de temps en temps à mon bébé ?

Comme pour la tétine, introduire le biberon dans les premiers temps de l'allaitement peut créer une confusion entre le sein et la tétine. Votre bébé risque d'éprouver des difficultés à téter au sein ensuite, notamment car cela lui demande moins d'effort de boire au biberon (le lait s'écoule plus facilement d'un biberon que du sein), mais aussi parce qu'il ne tète pas le biberon de la même façon que le sein. Mieux vaut donc éviter cela durant le premier mois, voire les six premières semaines d'allaitement.

En revanche, vous pouvez faire donner du lait à votre bébé autrement durant ce laps de temps, à la tasse (par toutes petites gorgées dans un petit récipient) ou encore à la seringue (là encore en poussant le piston très doucement de sorte que le lait s'écoule lentement et ne soit pas éjecté en jet, tout en laissant à votre bébé le temps de déglutir).

Après ce laps de temps, si vous choisissez de donner quelques biberons, préférez une tétine la plus longue possible et avec une base pas trop large, cela réduira au maximum le risque de confusion entre sein et tétine.

Pour certains bébés, passer de l'un à l'autre ne pose aucun problème, tandis que pour d'autres, un seul biberon peut perturber la succion future au sein. Difficile de prédire à l'avance ce qu'il en sera pour votre enfant !

Quelle attitude adopter face à un entourage « hostile » à l'allaitement ?

Si, dans certaines familles, l'allaitement « coule de source », cela peut être plus compliqué à envisager pour d'autres. Quelles qu'en soient les causes, c'est aussi respectable que d'être favorable à l'allaitement, l'avis de chacun sur la question étant lié à des facteurs très intimes (histoire familiale, histoire personnelle, convictions, culture, etc.). La meilleure attitude à adopter est de rester sûre de vous et de vos choix sans vouloir les imposer aux autres, et de leur demander de les respecter autant que vous respectez les leurs.

N'hésitez pas à en discuter avec les personnes de votre entourage qui s'interrogent ou s'intéressent à l'allaitement, même si elles n'y sont *a priori* pas favorables.

J'ai remarqué que pas mal de gens avaient des idées toutes faites sur l'allaitement mais n'y étaient pas du tout fermés et appréciaient d'échanger sur ce thème.

> Autant que faire se peut, évitez de vous braquer, de le prendre contre vous.

Après tout, cela ne concerne personne d'autre que vous, le papa et votre bébé, et l'avis de votre mère ou de votre belle-mère ne devrait pas vous faire changer d'avis !

Pendant combien de temps aurai-je du lait ?

Il y a quelques siècles (ou de nos jours encore dans de lointaines contrées), les femmes allaitaient jusqu'à ce qu'elles n'aient plus de lait, et cela pouvait survenir lorsque l'enfant avait environ 8 ans, parfois plus. Mais il y a fort à parier que vous ne souhaitiez pas allaiter si longtemps. Tant que la lactation est bien lancée, puis maintenue par des tétées fréquentes, elle peut durer de nombreux mois, voire des années. De même, vous pouvez avoir quelques gouttes de lait qui s'écoulent lorsque vous pressez vos seins bien longtemps après la fin de l'allaitement, mais cela est très variable d'une femme à l'autre.

Sachez qu'il est possible de relancer la lactation longtemps après avoir arrêté d'allaiter *(voir relactation page 168)*.

Est-il intéressant d'utiliser des bouts de sein en silicone ?

Non, ou alors de façon très transitoire. Les bouts de sein en silicone ne facilitent généralement pas la prise de sein. Or, lorsqu'on les utilise, c'est plutôt parce que la tétée est douloureuse. Mais cette dernière est liée à une mauvaise prise de sein, qu'il faut corriger aussi vite que possible ; on n'arrange donc pas le problème en utilisant des bouts de sein en silicone, voire on l'aggrave.

Si l'utilisation de ces derniers vous soulage, veillez tout de même à améliorer la prise du sein de votre bébé. Le bout de sein doit faire ventouse sur votre mamelon afin que votre bébé puisse téter (faites éventuellement couler une goutte de votre lait sur le bout de sein en silicone pour stimuler un peu votre enfant). Et si votre douleur augmente quand vous les utilisez, abandonnez-les !

Comment éviter les fuites de lait ?

La meilleure façon de les éviter, c'est d'avoir toujours son bébé « à portée de main » pour lui offrir le trop-plein de lait lorsque vous sentez que vos seins débordent… Mais, bien sûr, la question se pose plutôt en dehors de sa présence ! Si du lait a tendance à s'écouler de vos seins lorsque votre bébé n'a pas tété depuis longtemps, vous pouvez avoir la désagréable surprise de ressentir cela en plein rendez-vous professionnel ou lorsqu'un autre bébé que le vôtre pleure à côté de vous !

Si vous prévoyez une longue réunion, n'hésitez pas à placer des coussinets d'allaitement dans votre soutien-gorge, voire à extraire un peu de lait manuellement aux toilettes avant l'échéance !

Comment se souvenir du sein que l'on a donné à la tétée précédente ?

Application pour smartphone, bague « *right/left* », bracelet avec des perles de couleur, papier et stylo… du plus simple au plus sophistiqué, les outils ne manquent pas pour noter quel sein vous venez de donner. En réalité, vous oublierez sans aucun doute bien vite de les utiliser ! Soit vous vous en souviendrez d'une tétée sur l'autre, soit, plus probablement, vous le sentirez car le sein que vous n'aurez pas donné sera tendu et qu'il sera urgent pour vous de soulager la tension de ce côté-là.

Si votre allaitement est bien enclenché, en dehors de tout problème de lactation, et que vous n'avez pas tendance à omettre totalement de donner un de vos deux seins, il n'y a d'ailleurs pas de nécessité impérieuse de savoir quel sein votre bébé a tété en dernier.

CONSERVATION DU LAIT MATERNEL

Comment ?

Vous pouvez conserver le lait maternel dans des sachets hermétiques prévus à cet usage (de nombreuses marques en commercialisent), ce qui vous fera gagner de l'espace, notamment si vous prévoyez de le congeler, ou dans des biberons vendus avec les bouchons correspondants. Vous n'avez pas besoin de stériliser votre matériel (biberon, tire-lait), il suffit de le laver convenablement. Veillez à bien vous laver les mains lorsque vous tirez votre lait, et à ne pas toucher d'autres objets une fois qu'elles sont propres. Les claviers d'ordinateur et les téléphones portables notamment sont de redoutables nids à microbes !

Temps de conservation

- **À TEMPÉRATURE AMBIANTE : 4 à 6 heures à 26 °C maximum.**
- **AU RÉFRIGÉRATEUR : 5 à 8 jours à 4 °C.**
- **AU CONGÉLATEUR : 6 à 12 mois à – 18 °C (à ne pas confondre avec le freezer de votre réfrigérateur, où la durée de conservation passe à 2 semaines).**

Qu'est-ce qu'un pic de croissance ? Combien de temps dure-t-il ?

Un pic de croissance (ou « jour de pointe ») intervient généralement sur une période de un à trois jours. On a longtemps pensé que le bébé tétait plus à certaines périodes car ses besoins augmentaient par paliers et qu'il avait soudain besoin de consommer davantage de lait. En réalité, on n'a pas vraiment d'explication à ces jours de pointe.

Prenez votre mal en patience car il n'est pas toujours facile de passer plusieurs heures, voire plusieurs jours, connectée en permanence à son bébé. Assurez-vous que ces périodes ne dépassent pas trois jours, qu'il mouille bien ses couches et que sa courbe de poids n'est pas modifiée, sans quoi il est utile de vérifier qu'il n'y a pas d'autre cause.

Comment s'habiller durant l'allaitement ?

Vous pouvez vous habiller (presque) comme vous le souhaitez ! Il existe désormais de jolis vêtements d'allaitement dont le coût n'est pas négligeable, à moins que vous arriviez à en trouver d'occasion.

Beaucoup de mamans utilisent un « truc » très pratique pour pouvoir allaiter en toute circonstance et en toute discrétion : elles mettent deux tee-shirts l'un sur l'autre, ou un tee-shirt sous un pull. Elles soulèvent le pull ou le t-shirt qui se trouve au-dessus, et abaissent le t-shirt ou le débardeur qui se trouve en dessous. Ainsi, il n'y a que le mamelon qui s'échappe du vêtement, le sein restant invisible pour les personnes qui les entourent. L'allaitement est alors discret, et les frileuses qui allaitent n'attrapent pas froid !

Si vous prévoyez d'investir dans des vêtements d'allaitement, sachez qu'il existe différents systèmes pour découvrir le sein, et que certains vous conviendront mieux que d'autres. L'idéal est donc de pouvoir les essayer !

Comment reconnaître une mastite, et que faire dans ce cas ?

Une mastite est une inflammation de la glande mammaire, qui ne touche généralement qu'une zone précise d'un de vos seins. Cette zone est rouge, dure, chaude et douloureuse, et s'accompagne parfois de fièvre, de courbatures et d'une fatigue intense. Elle ne nécessite pas de traitement antibiotique si elle est d'origine inflammatoire. En revanche, si elle est infectieuse, il faudra la traiter. Dans un cas comme dans l'autre, votre bébé peut continuer à téter, et c'est même nécessaire : drainer votre sein autant et aussi souvent que possible est la première mesure à prendre pour traiter la mastite et éviter qu'elle se transforme en abcès. Si besoin, utilisez un tire-lait pour vous soulager complètement, éventuellement en massant la zone concernée afin d'apaiser la douleur.

N'hésitez pas à prendre un antidouleur compatible avec l'allaitement, voire un anti-inflammatoire. Et, surtout, reposez-vous : c'est nécessaire pour endiguer une mastite.

Si vous ne constatez pas d'amélioration dans les vingt-quatre heures et/ou qu'une forte fièvre persiste, consultez votre médecin sans tarder pour qu'il vous prescrive un traitement adapté.

Comment reconnaître un engorgement, et que faire dans ce cas ?

L'engorgement est une congestion de la poitrine, douloureuse ou gênante, accompagnée d'un œdème, qui touche généralement les deux seins. Ceux-ci sont tendus, durs, parfois un peu rouges.

Il est courant que les seins soient engorgés au cours de l'allaitement, ce qui reste sans gravité si vous agissez rapidement et que l'engorgement est résorbé dans les vingt-quatre heures.

Le meilleur remède reste de drainer vos seins, et donc de faire téter votre bébé aussi souvent que possible ou de tirer votre lait (manuellement ou à l'aide d'un tire-lait) lorsque vous n'êtes pas avec votre enfant. En complément, vous pouvez prendre un antidouleur compatible avec l'allaitement (paracétamol, par exemple).

Vous pouvez également appliquer des feuilles de chou soigneusement lavées et écrasées sur vos seins, leurs vertus anti-inflammatoires ont en effet soulagé de nombreuses mamans allaitantes.

Comment reconnaître des crevasses et que faire dans ce cas ?

Au départ, vous pouvez sentir une douleur sans qu'aucune lésion ne soit encore visible, puis voir apparaître de petites gerçures ou fissures au niveau du mamelon (ou un mamelon rouge et visiblement abrasé, sensible).

Pour savoir comment vous soulager, *voir l'encadré p. 83*, « Comment soigner les crevasses ? ».

Mon lait change-t-il de goût selon les aliments que je consomme ?

Oui ! Les aliments que vous consommez modifient le goût de votre lait. Mais ce n'est pas une nouveauté pour votre bébé : en effet, dès la grossesse, la saveur du liquide amniotique qu'il avalait variait en fonction de ce que vous mangiez. C'est donc une continuité dans son éducation au goût, que vous avez déjà commencée il y a des mois sans le savoir.

Hormis en cas d'allergie réelle ou supposée de votre bébé, vous pouvez manger ce que vous souhaitez pendant toute la durée de l'allaitement.

Quand diversifier l'alimentation de mon bébé ?

Vous avez sans doute entendu plusieurs sons de cloche à ce propos, car le sujet porte à controverse. Néanmoins, de récentes études de l'OMS démontrent l'intérêt d'un allaitement exclusif durant six mois.

Si votre bébé commence à vouloir goûter à ce que vous mangez quelques jours avant ses 6 mois, ce n'est pas un problème : les aliments solides seront introduits progressivement dans son alimentation, mais c'est le lait qui en restera la base jusqu'à son premier anniversaire. De plus, si vous l'empêchez de consommer d'autres aliments alors qu'il en manifeste l'envie, il se peut qu'il s'en détourne durant un certain temps. Il ne s'agit donc pas de changer radicalement son alimentation du jour au lendemain, mais bien de la diversifier très progressivement.

Inversement, si votre bébé ne semble pas s'intéresser aux aliments solides, s'il les refuse, inutile de le forcer. Mieux vaut attendre qu'il en manifeste l'envie, qu'il s'y intéresse. Votre lait suffit à combler ses besoins durant les premiers mois de sa vie.

Mes seins sont mous et semblent vides : ai-je encore assez de lait ?

En tout début d'allaitement, vos seins sont tendus presque en permanence, ou ils se tendent à intervalles réguliers à l'approche de l'heure à laquelle votre bébé tète habituellement. Au bout de quelques semaines d'allaitement, cette tension diminue puis disparaît, et il vous semble inconcevable qu'il y ait autant de lait dans vos seins qu'auparavant. Tant que votre bébé semble rassasié, qu'il mouille bien ses couches et que sa courbe de poids évolue au même rythme, c'est le cas, et il n'y a donc pas de raison de vous inquiéter.

Doit-on forcément porter des coussinets d'allaitement ?

Non ! Combien de coussinets d'allaitement achetés durant la grossesse sont restés pour toujours dans leur boîte d'origine ou ont fini par faire office de coton démaquillant un jour de disette… Vous ne pouvez pas prévoir si du lait aura tendance à s'écouler de vos seins ou non entre les tétées, il y a donc de fortes chances pour que vous n'en ayez jamais l'utilité. Si tel était le cas, il serait toujours temps d'en acheter au moment où cela s'avérerait nécessaire.

Comment occuper mon premier enfant pendant que le second tète ?

Vous pratiquez le co-allaitement

Qu'il s'agisse de jumeaux ou d'enfants d'âges différents, vous pouvez tout à fait leur donner le sein en même temps.

Si vous préférez faire autrement parce que vous trouvez compliqué d'allaiter les deux en même temps ou parce que vous faites le choix d'accorder à chacun un moment privilégié, pensez à accompagner l'enfant qui ne tète pas par la parole et le regard, afin qu'il ne se sente pas exclu et qu'il sache que ce sera bientôt son tour.

Si vous co-allaitez des enfants d'âges différents, il est souvent plus simple de commencer par le plus petit, le plus grand pouvant *a priori* mieux comprendre et accepter que son tour vienne ensuite.

Vous n'allaitez que le plus jeune

Que vous ayez allaité ou non l'aîné, il est possible que cela ne soit pas simple pour lui de vous voir nourrir ce bébé qui vous prend déjà beaucoup de temps et monopolise vos bras alors qu'il n'a pas ou plus le privilège de téter. Il est alors important de mettre des mots sur la situation tout en valorisant son rôle de grand. L'aîné apprécie particulièrement d'être associé à la tétée de son petit frère ou de sa petite sœur d'une façon ou d'une autre : proposez-lui, par exemple, de réajuster le coussin que vous mettez sous votre bras, de vous apporter un lange, de tenir le bébé dans ses bras durant quelques instants, etc.

Les enfants renoncent plus facilement à un « privilège » quand ils réalisent qu'ils en gagnent d'autres : en l'occurrence, celui d'être un grand frère/une grande sœur qui aide sa maman.

Ces quelques idées ne sont que des pistes, votre créativité ne manquera pas d'en générer de nouvelles au fil des tétées !

Puis-je donner le sein à mon bébé uniquement pour le consoler ?

Oui ! On a coutume de distinguer ce que l'on appelle les tétées nutritives et les tétées non nutritives, également appelées « tétées de réconfort ». En effet, les bébés ont besoin de se nourrir, mais ils ont également un fort besoin de succion et de réconfort. Lorsqu'ils ont de quelques jours à quelques mois, ces tétées de réconfort – qu'il est légitime de leur accorder – n'ont rien à voir avec un caprice. Quand l'enfant grandit, qu'il devient un bambin en âge de saisir qu'il ne peut pas téter n'importe quand en soulevant votre tee-shirt sans préavis, il est alors également en mesure de comprendre qu'il faut que vous soyez disponible pour lui accorder ce moment.

Certaines mamans qui n'allaitent plus ou presque continuent à accorder des tétées de réconfort à leur bébé, même si elles n'ont pas ou plus de lait.

Vais-je pouvoir reprendre le travail et continuer à allaiter ?

Oui. Beaucoup de femmes qui allaitent considèrent que la reprise du travail implique forcément un sevrage. Ce n'est pas le cas ! Si votre bébé n'a que quelques semaines, vous pouvez commencer à constituer un stock de lait congelé pour anticiper les jours où vous ne pourrez pas tirer votre lait autant que nécessaire au travail.

L'idéal est que vous tiriez votre lait plusieurs fois par jour, tant pour maintenir la lactation et produire la quantité nécessaire à votre bébé que pour éviter que vos seins soient engorgés.

Sachez que le droit du travail prévoit une heure par jour pour allaiter ou tirer votre lait sur votre lieu de travail. Contrairement à certains autres pays européens, cette heure n'est pour l'instant pas rémunérée.

Si votre bébé a plus de 6 mois et que la diversification a débuté, ou si vous souhaitez un allaitement mixte, vous pourrez lui donner le sein matin et soir et ne tirer votre lait qu'une fois par jour. À vous alors de choisir le rythme et les modalités qui vous conviennent et qui sont compatibles avec votre activité professionnelle.

Lors de vos jours de repos, vous pouvez à nouveau allaiter à chaque tétée, même si, durant la semaine, vous ne tirez pas ou peu votre lait : votre lactation s'adaptera, bien qu'elle risque de décliner davantage si elle n'est pas (ou moins) stimulée la semaine.

REFUS DU SEIN

Durant l'allaitement, il peut y avoir plusieurs périodes de « grève de tétée », qui n'impliquent pas le sevrage si vous ne le souhaitez pas et qui nécessitent un peu de patience. Voici les principales causes :

- **VOTRE BÉBÉ VOUS A MORDUE ET VOUS AVEZ CRIÉ. Sous l'effet de la surprise, vous l'avez peut-être retiré brutalement du sein. Il n'a pas associé cela à la morsure mais à la tétée ;**
- **IL Y A BEAUCOUP DE CHANGEMENTS (DÉMÉNAGEMENT) ET DE STRESS DANS VOTRE ENVIRONNEMENT EN CE MOMENT. Votre bébé le ressent et manifeste ainsi son inquiétude ;**
- **VOTRE BÉBÉ EST MALADE OU « COUVE » QUELQUE CHOSE. Il peut avoir, par exemple, une otite (qui est douloureuse lorsque la tête est penchée) ou des aphtes, et avoir mal lorsqu'il tète.**

Que faire dans ce cas ?

Si la cause est identifiée, l'idéal est de pouvoir la supprimer, mais ce n'est pas toujours simple.

- **VEILLEZ À SOULAGER SA DOULEUR et à consulter votre pédiatre si vous avez le sentiment que la cause est médicale.**
- **POSEZ DES MOTS SUR CE QUI SE PASSE, rassurez votre bébé.**
- **SOYEZ PATIENTE, n'essayez surtout pas de le forcer à prendre le sein. Essayez à plusieurs moments de la journée, dans différentes positions.**
- **DONNEZ-LUI LE SEIN EN DOUCEUR alors qu'il n'est pas tout à fait réveillé, ou en marchant, par exemple.**
- **FAVORISEZ LE PEAU À PEAU, tentez de lui donner le sein dans le bain.**

Une grève de tétée ne dure généralement pas plus de deux ou trois jours : n'hésitez pas à tirer votre lait pour nourrir votre bébé et maintenir votre lactation. Vous pouvez ressentir un fort sentiment de rejet : sachez que ces grèves de tétée sont courantes, et ne vous culpabilisez surtout pas ! L'allaitement n'est pas toujours un long fleuve tranquille, soyez patiente !

Mon lait va-t-il vraiment suffire à mon bébé jusqu'à la diversification ?

Oui. Lorsque votre bébé grandit, la composition de votre lait varie de façon à s'adapter à ses besoins. Même s'il a des dents, même s'il semble s'intéresser de plus en plus près à la nourriture solide, votre lait suffit à lui apporter tout ce dont il a besoin plusieurs mois après le début de la diversification alimentaire. La quantité de lait commencera alors à diminuer très progressivement au profit de la nourriture solide.

Comment tirer mon lait efficacement ?

Tout d'abord, il faut bien choisir votre tire-lait, ce qui dépend surtout de la fréquence à laquelle vous allez l'utiliser *(voir encadré ci-contre).*

Idéalement, installez-vous confortablement dans un endroit calme où vous pouvez vous détendre après vous être lavé les mains – ne touchez rien d'autre que vos seins et le tire-lait une fois qu'elles sont propres, en particulier si vous n'avez pas d'autre lieu que les toilettes pour tirer votre lait. Penser à votre bébé : voir des photos ou une vidéo de lui pendant que vous tirez votre lait peut stimuler la lactation.

Votre tire-lait doit être propre, mais il n'a pas besoin d'être stérilisé *(pour le temps de conservation du lait maternel, voir encadré page 115).*

Pour tirer votre lait ponctuellement, ou pour soulager vos seins tendus lorsque vous n'êtes pas avec votre bébé, apprenez à tirer votre lait manuellement. Il existe pour cela une méthode très efficace : prenez votre sein dans votre main, le pouce d'un côté et les autres doigts de l'autre, en forme de C, la main contre votre thorax, puis pressez la glande mammaire en tirant le sein vers l'avant.

Recommencez jusqu'à ce que vous sentiez que votre sein est vide, en changeant la position de votre main pour drainer toutes les alvéoles, puis passez à l'autre sein si nécessaire.

CHOIX DU TIRE-LAIT

Il en existe plusieurs modèles, à choisir en fonction de l'usage que vous allez en faire.

- **Si vous l'utilisez ponctuellement, privilégiez un tire-lait manuel, plus petit et peu coûteux (de 20 € à 70 €). Activé grâce à une poignée, ce tire-lait peut être néanmoins plus fatigant à utiliser et nécessite un temps de pompage plus long. En outre, moins il est cher, moins il sera efficace et résistant à long terme.**
- **Si votre utilisation est quotidienne et nomade, optez plutôt pour un tire-lait électrique, moins discret et plus onéreux (de 50 € à 400 €), mais dont l'investissement sera vite rentabilisé. Selon le temps dont vous disposez, vous pouvez choisir entre un modèle simple, qui ne traite qu'un sein à la fois, ou double pompage, qui s'occupe simultanément des deux seins et constitue un gain de temps considérable. Idéal pour les mamans qui reprennent le travail, son seul inconvénient est le bruit.**
- **Si vous pratiquez le tire-allaitement, c'est-à-dire si votre bébé est nourri exclusivement ou presque avec votre lait sans téter directement, vous pouvez louer un tire-lait double pompage à la pharmacie (remboursé par la Sécurité Sociale).**

Dans tous les cas, choisissez votre tire-lait avec soin en prenant garde à ce que la téterelle, l'embout qui épouse le mamelon, soit à la bonne taille. Aucun frottement ne doit gêner l'extraction du lait et vous ne devez ressentir aucune douleur. Afin d'éviter toute souffrance, privilégiez un modèle dont vous pouvez régler la puissance et qui gradue la force d'aspiration pour imiter au mieux le rythme de votre bébé.

Doit-on changer de sein pendant la tétée ?

Non ! Ce n'est pas une obligation. Certains bébés tètent les deux seins (à chaque tétée ou ponctuellement), d'autres se contentent d'un seul. Lorsque votre bébé semble avoir fini de téter un sein, vous pouvez lui proposer l'autre et voir s'il le prend, mais aucune inquiétude s'il se contente d'un seul. D'ailleurs certaines mamans mènent tout leur allaitement avec un seul sein lactant !

Au-delà de 6 mois, allaite-t-on « pour son propre plaisir » ?

Non ! On entend souvent que les jeunes mamans continueraient à allaiter pour elles-mêmes, tandis que les bébés n'en auraient plus besoin. Rappelons-le, l'OMS recommande six mois d'allaitement exclusif ET l'allaitement jusqu'aux 2 ans de l'enfant en complément d'une alimentation diversifiée ! Le besoin de lait ne s'arrête pas subitement lorsque l'enfant a 6 mois : il perdure dans le temps, et il ne devrait rien y avoir de surprenant à allaiter son enfant plus de six mois si on le souhaite.

Lorsque je tire mon lait, il a parfois une légère coloration : est-ce normal ?

Oui. C'est un phénomène peu connu, mais il arrive que la couleur de votre lait varie en fonction des aliments ou des boissons que vous consommez, c'est-à-dire des substances et des colorants alimentaires qu'ils contiennent. Certains médicaments ou vitamines compatibles avec l'allaitement peuvent également modifier la teinte du lait. D'une femme à l'autre, la couleur n'est d'ailleurs pas la même !

Ces changements de coloration sont sans conséquence sur la qualité et le goût du lait et ne doivent pas vous inquiéter.

Pourquoi ai-je envie de m'endormir lorsque je donne le sein à mon bébé ?

Lorsque vous donnez le sein, en particulier au tout début de l'allaitement, vous sécrétez de l'ocytocine, hormone du bien-être par excellence, qui génère cette irrésistible envie de dormir. Plutôt que d'essayer de lutter en culpabilisant de vous endormir à toute heure du jour, profitez de ces instants pour vous reposer. Même quelques minutes de sommeil sont bonnes à prendre lorsqu'on est jeune maman !

POUR INFO

En savoir plus sur l'ocytocine

Vous avez sans doute déjà entendu parler de l'ocytocine, identifiée comme l'hormone de l'attachement. Son nom signifie accouchement rapide (« ocy » du grec *ὠκύς, ôkus* : rapide ; « tocine », du grec *τόκος* : accouchement).

C'est une hormone synthétisée par l'hypothalamus et sécrétée par l'hypophyse qui agit principalement sur les muscles lisses de l'utérus et les glandes mammaires : elle a un rôle important dans le déclenchement de l'accouchement et les contractions utérines, elle stimule aussi la contraction des cellules myoépihéliales (cellules constituées de fibres musculaires de tissus qui participent au mécanisme d'éjection du lait).

L'ocytocine aurait notamment un rôle dans l'orgasme, la reconnaissance sociale, l'empathie, l'anxiété ou les comportements maternels.

Est-ce que j'aurai des vergetures aux seins à cause de l'allaitement ?

Ce qui cause les vergetures aux seins, au ventre ou ailleurs, ce sont les variations hormonales et les brusques changements de poids. En fait, c'est plutôt au moment de la grossesse qu'elles se forment, même si elles ne sont pas forcément visibles tout de suite, en particulier sur les seins, car ils restent tendus et pleins le temps de l'allaitement. Il n'est pas impossible que les changements que votre corps a subis durant la grossesse aient laissé des traces sur vos seins, qui ne seront visibles qu'en fin d'allaitement (mais ce n'est pas ce dernier qui en est responsable). Nous sommes très inégales face aux vergetures : certaines femmes qui ont allaité quatre enfants n'en ont pas, tandis que d'autres qui n'ont pas allaité ont des vergetures conséquentes dès la première grossesse.

Mon bébé peut-il boire trop de lait ?

Non ! Le lait maternel s'adapte aux besoins de votre bébé et change de composition au fur et à mesure de sa croissance, mais aussi entre le début et la fin de chaque tétée. S'il tète plus fréquemment, les différents composants du lait maternel se répartissent autrement sur la journée, et les apports en nutriments et en graisse n'augmentent pas pour autant ! Il a d'ailleurs été démontré que les bébés allaités ont moins de risques d'être sujets aux problèmes de poids à l'âge adulte.

De plus, la courbe de croissance d'un bébé allaité est différente de celle d'un bébé nourri au biberon : par moments, surtout au début, sa croissance est plus rapide, ce qui peut inquiéter les personnels de santé qui ne tiennent pas compte de cette différence.

N'ayez donc aucune crainte de trop le nourrir, malgré ce que vous diront peut-être vos proches.

Faut-il faire faire un rot à un bébé allaité ?

Oui ! On a coutume de croire que seuls les bébés nourris au biberon font des rots : il n'en est rien ! Certains bébés allaités ont besoin de faire un rot après chaque tétée, d'autres moins, voire pas du tout. Garder l'enfant quelques minutes en position verticale contre vous après une tétée est un bon moyen de s'assurer qu'il évacue l'air qu'il pourrait avoir avalé.

Est-ce que je ne risque pas d'avoir une relation trop fusionnelle avec mon bébé ?

Qu'on allaite ou pas, la maternité est une étape bouleversante dans la vie d'une femme, d'un homme, d'un couple, et il arrive qu'après la naissance, les mamans mettent un certain temps à se recentrer sur elles tant elles sont focalisées sur ce nouvel arrivant.

On ne répétera jamais assez à quel point il est important de ne pas s'oublier – ou pas trop longtemps – quand on est jeunes parents. C'est toujours plus facile à dire qu'à faire, et la personnalité du bébé entre également en ligne de compte. Il y a des bébés allaités qui sont très autonomes, et des bébés nourris au biberon qui réclament la présence constante de l'adulte.

Un bébé allaité puise une forte sécurité affective dans ces moments privilégiés à votre contact, et c'est notamment ce sentiment de sécurité qui lui permettra de prendre son autonomie au fil des mois.

Quel que soit le modèle dont vous ayez hérité, l'important est de vous réserver rapidement des moments privilégiés, même courts, pour vous faire plaisir et ne prendre soin que de vous. Rien de plus efficace que de s'occuper de soi pour apprendre à son enfant à bien s'occuper de lui-même plus tard.

Mon lait est-il aussi nourrissant lorsque mon alimentation est moins riche ?

Oui. La composition du lait maternel varie peu en fonction de l'alimentation, tant qu'elle est de qualité. À moins que vous ayez une alimentation carencée (le régime végétalien, par exemple, trop pauvre en vitamine B12, est dangereux en cours d'allaitement), votre lait contient toujours les nutriments nécessaires à la croissance de votre bébé.

De plus, on imagine souvent qu'il faut « manger pour deux », alors qu'il s'agirait plutôt de manger mieux, mais pas en plus grande quantité. En cours d'allaitement, vous n'avez pas besoin d'avoir une alimentation plus riche.

A-t-on forcément des crevasses lorsqu'on allaite ?

Non, et heureusement ! Les crevasses sont causées par une mauvaise prise en bouche du mamelon, pouvant être liée à un frein de la langue du bébé, une mauvaise position de sa langue pendant la tétée, etc. Bref, les crevasses sont le symptôme que quelque chose ne se déroule pas comme il faut durant l'allaitement. C'est la raison pour laquelle il est urgent d'en déterminer la cause et d'y remédier tout en traitant la douleur.

Trop de femmes souffrent encore en silence en imaginant que les crevasses sont une fatalité, qu'il faut taire sa douleur pour montrer que l'on est une « bonne mère ».

Les soignants eux-mêmes perpétuent parfois cette croyance, trouvant ces maux « normaux ». Si vous avez des crevasses, c'est que quelque chose est à revoir dans la conduite de l'allaitement. N'hésitez pas à demander de l'aide pour passer ce cap !

Mon bébé régurgite beaucoup : faut-il arrêter d'allaiter ?

Non ! C'est pourtant ce que l'on conseille régulièrement aux mamans qui allaitent des bébés régurgitant beaucoup, ou qui ont un reflux gastro-œsophagien (RGO). On leur prescrit à la place du lait artificiel adapté (épaissi). Mais ce dernier se digère beaucoup moins bien que le lait maternel, ce qui augmente le résidu gastrique et donc aussi le risque de reflux.

Si votre bébé allaité est sujet aux régurgitations ou souffre de RGO, voici quelques mesures qui peuvent le soulager :

- maintenez-le en position verticale pendant et après la tétée. Portez-le dans un porte-bébé physiologique ou dans une écharpe de portage pour pouvoir vaquer à vos occupations tout en le gardant dans cette position ;
- faites-lui faire plusieurs rots au cours de la tétée, l'air dans l'estomac favorisant le reflux ;
- favorisez des tétées plus fréquentes pour éviter un « trop-plein » dans son estomac ;
- évitez de lui donner des jus de fruits.

En cas de reflux gastro-œsophagien sévère, votre pédiatre peut prescrire une position proclive pour dormir. Quoi qu'il en soit, d'importantes régurgitations ou même un RGO ne nécessitent pas l'interruption de l'allaitement maternel.

J'ai l'impression de ne faire qu'allaiter : comment me sentir plus libre ?

On imagine souvent les mamans donner le sein en admirant béatement leur bébé. Si c'est vrai au début et durant certaines tétées privilégiées, le reste du temps, vous pouvez profiter du calme de ce moment pour prendre un peu de temps pour vous !

Bien sûr, vous ne pouvez pas tout faire en donnant le sein, mais il est possible de lire, de regarder un film, d'écrire, et de pratiquer beaucoup d'autres activités encore si vous portez votre bébé en écharpe et apprenez à lui donner le sein de cette façon : c'est une solution pour beaucoup de mamans actives !

Essayez d'envisager l'allaitement non pas comme un moment de contrainte mais plutôt comme un temps calme, où vous pouvez souffler vous aussi, vous accorder des distractions.

La perception que vous avez de ces instants est pour beaucoup dans l'éventuel sentiment d'enfermement que vous ressentez.

Dès que l'allaitement est bien mis en route, vous pouvez également vous absenter quelques heures et laisser votre bébé à son papa pour avoir du temps rien qu'à vous, voire partir quelques jours seule ou en amoureux en tirant votre lait afin que votre lactation n'en souffre pas. Il n'est pas toujours facile de se décider à laisser un peu son bébé (et l'on n'a pas forcément dans son entourage quelqu'un qui puisse s'en charger), mais c'est parfois nécessaire pour recharger les batteries, dormir une nuit complète et se sortir un peu du quotidien fatigant de jeune maman !

Mon bébé est en crèche, peut-il avoir mon lait ?

Oui ! Que vous repreniez le travail aux 2 mois et demi de votre bébé, comme le prévoit le congé maternité actuellement accordé en France à la plupart des salariées, ou qu'il soit accueilli en crèche alors qu'il est plus grand, c'est possible. Apportez des biberons de votre lait soigneusement conservés et transportés *(voir encadré page 115 « Conservation du lait maternel »)* et étiquetés au nom de l'enfant.

Puis-je tirer mon lait sur mon lieu de travail ?

Selon le métier que vous exercez, l'endroit où vous travaillez, la fonction que vous occupez, il n'est pas toujours facile de tirer son lait sereinement. Dans un monde parfait, il y aurait une pièce réservée à cela sur chaque lieu de travail sans que personne n'y trouve rien à redire. Dans la réalité, c'est parfois un peu plus compliqué. Vous avez néanmoins la loi de votre côté : une heure par jour vous est réservée pour tirer votre lait ou allaiter *(voir encadré page 134)*. En revanche, cette heure n'est pas – encore – rémunérée.

Si vous êtes dans un bureau individuel, vous pouvez mettre un « Ne pas déranger » sur votre porte et tirer votre lait même en continuant à travailler. Si ce n'est pas le cas (comme souvent), il faudra rivaliser d'ingéniosité. Trop de mamans qui poursuivent l'allaitement après la reprise du travail décrivent des conditions très inconfortables pour tirer leur lait : toilettes, réserve poussiéreuse, etc.

Mais il y a aussi de nombreux employeurs qui font en sorte de trouver une solution pour que leurs employées tirent leur lait dans de bonnes conditions, même s'il n'y a pas de possibilité d'aménager une pièce réservée à cet usage.

Le mieux est donc d'en parler en amont et de réfléchir avec votre employeur et éventuellement vos collègues pour trouver une solution satisfaisante.

À SAVOIR

Le Code du travail décrit le cadre légal des droits des femmes allaitantes au sein des articles L1225-30 à 33. Des textes existent sans doute également dans la convention collective de votre entreprise, n'hésitez pas à les consulter pour en savoir plus !

Dispositions particulières à l'allaitement

- **Article L1225-30**
  Pendant une année à compter du jour de la naissance, la salariée allaitant son enfant dispose à cet effet d'une heure par jour durant les heures de travail.
- **Article L1225-31**
  La salariée peut allaiter son enfant dans l'établissement.
- **Article L1225-32**
  Tout employeur employant plus de cent salariées peut être mis en demeure d'installer dans son établissement ou à proximité des locaux dédiés à l'allaitement.
- **Article L1225-33**
  Un décret en Conseil d'État détermine, suivant l'importance et la nature des établissements, les conditions d'application de la présente sous-section.

Témoignages de mamans

« Je ne pensais pas pouvoir autant aimer allaiter ma fille. Ce lien si fusionnel est vraiment magique et je ne comprends pas pourquoi les femmes qui allaitent restent encore si stigmatisées dans notre société alors qu'il n'y a rien de plus naturel. Hormis un petit creux au niveau du vingt et unième jour, qui correspondait au pic de croissance et qui a été difficile pour moi, tout s'est bien passé pendant les trois mois d'allaitement. »

Marie-Laure

« Avant ma première grossesse, je n'avais jamais réfléchi à la question. Aussi, je n'imaginais pas bien comment se déroulerait l'allaitement, mais j'avais tout de même une crainte depuis que ma mère m'avait raconté, avec un petit sourire sadique, que, dans son village, une femme avait perdu un bout de sein en allaitant ! Je me voyais donc avec mon bébé mordant mon sein au sang et partir avec un bout du "biberon"…. Autant dire que j'ai guetté non sans inquiétude la première dent ! »

Marine

« N'ayant pas de poitrine, j'imaginais que je ne pourrais pas allaiter... Eh bien que nenni ! J'ai allaité neuf mois mon premier et douze mois ma deuxième. J'étais très contente d'avoir enfin de "gros nénés" : du faux 85A rembourré je suis passée au 100C... Incroyable ! »

Karine

« Je ne pensais pas que toutes les femmes pouvaient allaiter, cela avait l'air tellement génial... Si toutes les femmes de ma famille passaient au biberon, c'était sûrement qu'elles ne pouvaient pas allaiter... Mais en fait si !... Cela dit, je ne pensais pas que ça allait être douloureux, long, fatigant, usant et en même temps tellement génial, fort... J'avais l'impression d'avoir des superpouvoirs, d'être extraordinaire et de vivre quelque chose de génial. »

Rose

« J'ai été épatée
par le petit jet de lait
"comme un tuyau d'arrosage"
qui peut jaillir quand bébé lâche
le sein pendant la tétée ! La première
fois, j'étais tellement stupéfaite que
je ne me suis même pas rendu compte
que mon bébé était en train de se
prendre tout le lait dans l'œil !
On a eu un sacré fou rire
avec mon mari... »

Natacha

« Allaiter
dehors, ce n'était pas
simple... Pourtant je n'étais pas
si pudique que ça, mais c'était mon
premier enfant et j'avais toujours peur de
déranger ou que l'on me dise quelque chose !
Nous sommes partis en voyage, grande famille,
en Italie, à Rome ! Bébé avait 4 mois, on a
visité beaucoup d'églises, il faisait très chaud,
il tétait souvent et, pour ne déranger personne,
je sortais et donnais le sein sur les marches
de l'église, dans un coin... J'ai les cheveux très
longs et foncés... Résultat ? J'ai été prise en
photos tous les jours par des touristes
de toutes les nationalités possibles !
Ils ont dû croire que je faisais partie
du décor... »

Jade

« Mes deux allaitements se sont très bien déroulés, en toute sérénité. Qu'il était appréciable de ne pas avoir à anticiper la faim du bébé, d'avoir tout à disposition, tout prêt, à chaque instant (surtout la nuit) ! Et quelle relation si spéciale entre eux et moi, ce contact, ce lien, cette douceur ! »

Noémie

« Ça a été tout de suite ! J'avais un bébé goulu, qui a immédiatement trouvé comment téter ! À la maternité, on m'avait dit : "Maman cool, lait qui coule !" Je pense que c'est vrai : j'étais très zen, sans me mettre la pression, sans me dire "il faut que j'allaite autant de temps"... Le plus difficile est de ne pas savoir la quantité de lait que son bébé boit. Personnellement, cela ne m'a pas gênée car j'avais un gros bébé gourmand, mais pour la maman d'un petit bébé, ce peut être inquiétant. »

Elsa

« Au départ l'allaitement ne me tentait pas du tout. J'ai été nourrie exclusivement au biberon (je suis née en 1981). Pour la génération de ma mère, l'allaitement était quelque chose de rétrograde, et le biberon permettait le partage des tâches. C'est un sujet qui est revenu plusieurs fois avec mon compagnon, lui avait envie que je fasse au moins l'essai. De plus, accouchant aux Bluets (très pro-allaitement), je me suis laissé convaincre, en me disant que j'essaierais mais sans me mettre la pression, que si ça ne fonctionnait pas, j'arrêterais. »

Émilie

« Dès le début de ma grossesse, j'ai tout de suite senti que je voulais allaiter ; pour moi c'était une évidence. Je m'imaginais cela un peu comme on voit dans les films ; qu'après mon superbe accouchement, on poserait mon bébé contre moi et là, il trouverait le sein, et la magie de l'allaitement s'accomplirait. »

Marion

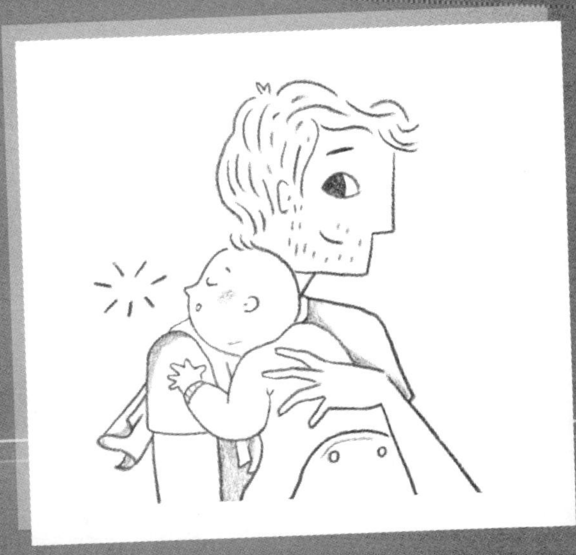

AU MOMENT
DU SEVRAGE

Comment sevrer un bébé qui refuse le biberon ?

Vous avez peut-être déjà tenté à plusieurs reprises de donner ou de faire donner un biberon à votre bébé pour avoir quelques heures de liberté, mais sans grand succès, et vous êtes inquiète à l'idée du sevrage qui approche.

Rassurez-vous, les bébés ne se laissent pas mourir de faim !

• **Parlez à votre bébé :** aussi surprenant que cela puisse paraître, c'est la première chose à faire lorsque l'on souhaite sevrer son bébé. Bien sûr, il ne comprend pas tous vos mots et ne vous répondra pas (du moins pas un bébé de quelques mois !), mais vous le verrez vous écouter avec une grande attention. Il décryptera une partie de ce que vous lui dites et vous aurez ainsi bien plus de chances d'aborder le sevrage avec sérénité.

Cela étant dit, sachez que votre bébé peut se comporter totalement différemment au moment du sevrage : s'il a refusé le biberon jusque-là, il est possible qu'il le prenne maintenant qu'il sait que le moment est venu de tourner la page de votre histoire d'allaitement.

• **Faites appel à un tiers :** on dit souvent que l'idéal est que ce soit le papa ou la personne qui le garde qui tente de donner le biberon, car le bébé a tendance à chercher le sein lorsqu'il est dans les bras de sa mère ; l'enjeu affectif fort de ce duo peut rendre la tentative difficile. C'est vrai dans certains cas, et pas du tout dans d'autres, où il semblerait presque que le bébé préfère que sa mère lui donne les premiers biberons, comme pour l'autoriser à se sevrer.

Il est donc nécessaire de tester différentes solutions pour voir ce qui fonctionne le mieux.

• **Changez de tétine ou de lait :** si, malgré tout, votre bébé est toujours récalcitrant, vous pouvez aussi tenter de changer de marque de biberon, la tétine ne lui convient peut-être pas (*voir page 151 « Quel biberon et quelles tétines choisir ? »*).

Si votre bébé refuse le biberon, c'est peut-être qu'il n'apprécie pas le goût du lait artificiel : donnez-lui alors un biberon de votre lait pour voir s'il le prend ou pas.

Pour qu'il s'habitue au lait artificiel, mélangez-le à votre lait en petite quantité, puis augmentez très progressivement les doses.

- **Interrogez-vous :** on a constaté que certains bébés qui semblaient refuser de se sevrer exprimaient en fait la difficulté de leur maman. Il est possible que vous ayez choisi de le sevrer pour différentes raisons alors que vous auriez aimé continuer plus longtemps. Si vous sentez que vous avez du mal à abandonner l'allaitement, voyez s'il n'est pas possible de conserver quelques tétées, au moins pour un temps, afin de vous laisser le temps à tous les deux d'un sevrage en douceur.

Si le moment est vraiment venu, n'hésitez pas à verbaliser votre difficulté plutôt que de vouloir la nier : votre enfant sent tout. Et les bébés se font souvent un devoir d'être les symptômes de ce qui n'est pas clairement dit !

> Considérez le sevrage comme une étape dans votre vie de mère et dans la vie de votre enfant, pas comme une fin.

Plus vous envisagerez ce moment de façon détachée, sereine, et en parlant, plus votre bébé se sentira autorisé à prendre le biberon.

Comment sevrer un bébé pour reprendre le travail ?

De la même façon qu'on sèvre un bébé pour toute autre raison ! *(Voir la réponse à la question précédente.)* Ce qu'il est important de savoir, c'est que la reprise du travail, même à temps plein, n'implique pas forcément l'arrêt de l'allaitement ! Il existe de nombreuses façons de poursuivre celui-ci même lorsque l'on n'est pas avec son bébé. Ce qui important, c'est ce que vous avez envie de faire VOUS.

• Vous avez envie de poursuivre l'allaitement, quitte à tirer votre lait plusieurs fois par jour sur votre lieu de travail ? Investissez dans un tire-lait électrique portable et ne vous laissez pas décourager par les : « Mais tu es folle, tu vas te fatiguer pour rien ! »

• Cela vous convient très bien d'amorcer le sevrage à la reprise du travail ? Alors allez-y en confiance et ne culpabilisez pas. Trop de jeunes mères prennent des décisions concernant leur propre allaitement sous la pression de la famille, de l'entourage, de la société. Personne n'a à juger vos choix quels qu'ils soient, et vous n'avez à vous justifier auprès de personne.

Ainsi, à la reprise du travail, les possibilités qui s'offrent à vous sont multiples.

• Vous pouvez choisir de sevrer votre enfant et de lui donner uniquement du lait artificiel (en l'introduisant progressivement si son goût semble lui poser problème).

• Vous pouvez faire boire du lait artificiel à votre bébé et lui donner le sein matin et soir ainsi que toute la journée lorsque vous ne travaillez pas (vacances et week-end).

Si votre lactation est bien installée elle s'adaptera, ou elle déclinera progressivement jusqu'à s'interrompre en douceur.

• Vous pouvez tirer votre lait une à plusieurs fois par jour sur votre lieu de travail afin de nourrir – uniquement ou partiellement – votre bébé.

Les possibilités sont infinies, à vous de les inventer !

Si c'est le bon moment pour vous, faites-le sans culpabiliser. Si cette idée vous serre le cœur, cherchez et trouvez des solutions en amont pour poursuivre de la façon qui vous conviendra le mieux, selon votre rythme de vie et celui de votre famille.

> La reprise du travail ne rime pas obligatoirement avec sevrage.

Quand doit-on commencer à sevrer ?

En matière d'allaitement, en dehors des recommandations de l'OMS (allaiter jusqu'à 6 mois exclusivement, puis jusqu'à 2 ans en complément d'une alimentation variée), il n'y a pas vraiment de règles. Ce choix est propre à chacune, et dépend de plusieurs facteurs. Si ce qui vous convient est d'allaiter deux semaines ou trois ans, c'est ce qu'il faut prendre en compte.

Mais quelle que soit la durée de votre histoire d'allaitement, sachez qu'elle ne conviendra pas à tout le monde : trop longue pour votre belle-mère, trop courte pour votre voisine, idéale pour votre compagnon… C'est ainsi ! On ne peut pas empêcher les gens d'avoir une opinion et de s'exprimer sur le sujet. Cependant, j'ai pu constater à de nombreuses reprises que les parents qui sont à l'aise avec leurs choix – pas seulement en matière d'allaitement – sont souvent ceux à qui on fait le moins de remarques.

> En effet, et c'est humain, c'est souvent lorsque l'entourage sent une brèche dans les convictions parentales qu'il s'y engouffre de façon plus ou moins délicate…

Affichez votre confiance en vous, assumez vos choix sans non plus les brandir en étendard comme si vous partiez en croisade : cela semble la meilleure attitude pour que l'on ne se sente pas autorisé à vous dire quand il est temps de sevrer…

Plus facile à dire qu'à faire ? Essayez pour voir !

Comment faire le deuil de l'allaitement en tant que mère ?

Voilà une épineuse question ! Parfois, elle ne se pose même pas : vous pouvez être soulagée que cela s'arrête, heureuse de votre histoire d'allaitement, ou savoir que vous aurez bientôt d'autres enfants et que vous recommencerez à allaiter. En revanche, il peut y avoir, pour certaines mères, un véritable « deuil » de l'allaitement à faire, à l'arrêt de celui-ci ou quelque temps après.

En effet, certaines mamans qui n'en peuvent plus sont soulagées d'un sevrage qui advient sans même qu'elles le programment, ou d'un sevrage qu'elles décident, puis regrettent quelque temps après de n'avoir pas tenu plus longtemps. Pour d'autres, le sevrage imposé par les circonstances est vécu comme un choc et laisse beaucoup de regrets. Je rencontre de nombreuses femmes pour qui la fin de l'allaitement reste comme une plaie béante, une véritable blessure, encore vive longtemps après. Parce qu'elles n'ont pas allaité aussi longtemps que prévu, parce qu'elles ont rencontré des difficultés qu'elles n'ont pas pu surmonter, parce qu'elles pensent – à tort ou à raison – qu'elles n'étaient pas assez informées et qu'elles auraient pu faire mieux, parce qu'un soignant auquel elles avaient accordé leur confiance leur a donné des conseils qui ont mis en péril leur allaitement, etc. Les causes sont nombreuses, multiples et variées.

Je suis toujours très peinée d'entendre ou de lire ces témoignages de souffrance. Je m'en suis à nouveau aperçue en rédigeant ce livre : les plus promptes à vouloir témoigner de leur expérience d'allaitement sont souvent celles qui en gardent un goût amer. Elles veulent le transmettre à d'autres jeunes mamans pour éviter que celles-ci vivent ce qu'elles-mêmes ont vécu.

C'est toute l'histoire
de la parentalité finalement :
faire au mieux.

Quitte à « en baver », quitte à se sacrifier, et pourtant ne pas atteindre l'objectif fixé, ne pas atteindre l'idéal. Peut-être parce qu'un idéal ne peut jamais être atteint, seulement visé ? Comme le disait Oscar Wilde : « Il faut toujours viser la Lune car, même en cas d'échec, on atterrit dans les étoiles. » Sans doute devrions-nous apprendre à nous réjouir d'avoir approché la Lune plutôt que de regretter amèrement et longuement de ne pas l'avoir atteinte.

Chacune trouvera ses réponses, car chaque cas est unique. Mais il me semble primordial d'être en paix avec son histoire d'allaitement, de pouvoir la raconter plus tard à ses enfants sans qu'ils sentent que l'on en souffre. Même des mois, des années après, pourquoi ne pas vous faire aider pour tourner cette page ? Par une consultante en lactation, par un groupe de femmes allaitantes, par un psychologue : y faire face et reconnaître que ça a été difficile, voire douloureux – peut-être l'est-ce toujours –, c'est une bonne façon d'envisager cet épisode de votre histoire avec sérénité. C'est important de le faire, quelle que soit la façon dont vous en ferez votre deuil.

Mes seins seront-ils comme avant ?

Ce qui modifie l'aspect du corps en général, et de la poitrine en particulier, ce n'est pas tant l'allaitement que la grossesse et les modifications hormonales brutales qui l'accompagnent. On ne peut pas prédire de l'aspect de la poitrine après une grossesse, et *a fortiori* tant que l'allaitement se poursuit. Comme pour bien des choses, nous sommes très inégales face à l'aspect de notre corps après la grossesse et l'allaitement. Certaines femmes ont porté et allaité quatre enfants sans qu'aucune marque ne semble les trahir, tandis que d'autres qui n'ont eu qu'un enfant et ne l'ont pas allaité ont la poitrine moins ferme et moins haute qu'auparavant.

Si l'injustice en la matière est totale, il n'en reste pas moins que les changements hormonaux, l'attraction terrestre et le temps qui passe sont des réalités qu'il vaut mieux accepter comme faisant partie de nous plutôt que de perdre estime de soi et énergie à vouloir nier leurs effets. Croyez-moi, le jeu en vaut la chandelle !

POUR TONIFIER LE BUSTE

Certains exercices permettent de tonifier la poitrine après une grossesse. En voici deux très simples et efficaces.

- Asseyez-vous en tailleur, les fesses un peu surélevées par un coussin, le dos bien droit, sans cambrer. Tendez les bras devant vous, dans l'alignement des épaules. Réunissez ensuite vos mains à hauteur du sternum, joignez les paumes et appuyez-les l'une contre l'autre en expirant. Relâchez et recommencez l'exercice une dizaine de fois.
- Prenez une bouteille d'eau dans chaque main. Allongez-vous sur le dos en ramenant les genoux sur le ventre pour bien appuyer le bas du dos sur le sol. Tendez les bras au-dessus de la poitrine. Fléchissez les bras pour que les coudes touchent le sol, puis tendez-les à nouveau. Enchaînez deux à trois séries de 20.

Cette forme de contact va-t-elle nous manquer, à mon bébé et à moi ?

Peut-être, mais c'est difficile à prédire. Heureusement, sevrage du sein ne signifie pas sevrage de câlins ! Il est vrai que c'est un lien particulier, dont on sait dès le départ qu'il ne durera pas indéfiniment. Il est donc appelé à se transformer à court ou à long terme. Pour certaines femmes, ne plus avoir à donner le sein est un vrai soulagement, d'autant qu'il arrive qu'après quelques semaines/mois/années d'allaitement, on ressente à nouveau des sensations fortes lorsqu'on stimule le mamelon. Pour d'autres mamans, les tétées resteront des souvenirs empreints de nostalgie et leur manqueront. Les enfants ne cessent de grandir, de se transformer, d'évoluer. Pour l'allaitement comme pour le reste, je tends plutôt vers une vision positive des choses : mieux vaut prendre le parti de s'émerveiller des nouveautés qui adviennent plutôt que de regretter ce qui n'est plus. En matière de parentalité en général et d'allaitement en particulier, il me semble que c'est un état d'esprit salvateur, qui empêche de passer beaucoup de temps le cœur lourd et permet à nos enfants d'être heureux de grandir !

Mon bébé se souviendra-t-il d'avoir été allaité ?

Nous gardons rarement des souvenirs de ce que nous avons vécu avant l'âge de 3 ans. Aussi, il est peu probable que votre enfant se souvienne vraiment d'avoir été allaité si le sevrage a eu lieu avant cet âge. En revanche, quelle que soit la durée de l'allaitement, il fait partie de son histoire. Il grandira avec ce que vous lui raconterez de cette période et vous posera sans doute bientôt la question « Maman, moi aussi je tétais quand j'étais petit(e) ? » en voyant d'autres bébés téter, en particulier s'il s'agit de ses frères et sœurs !

S'il ne se souvient pas de cette période directement, il en gardera néanmoins un sentiment de sécurité.

L'allaitement est aussi une façon de tisser du lien affectif – mais cela ne veut pas dire que celui-ci ne se tisse pas si le bébé n'est pas allaité ! Cela fait juste partie des moments privilégiés qui favorisent ce lien si particulier durant les moments d'échange mère-enfant (à condition, bien sûr, que l'allaitement se passe bien, et que la maman ne se sente pas forcée d'allaiter à cause de la pression sociale et familiale).

Il me reste du lait congelé, que puis-je en faire ?

Surtout ne le jetez pas ! On a coutume d'appeler le lait maternel « or blanc »… Idéalement, vous pouvez l'utiliser pour le mélanger au lait artificiel afin que le changement de goût soit progressif pour votre bébé. Par exemple, commencez par mélanger deux tiers du premier à un tiers du second. Par curiosité, vous pouvez goûter les deux laits : vous remarquerez ainsi vous-même l'énorme différence gustative !

Il est également possible de « cuisiner » le lait maternel : dans les desserts ou dans la purée, à vous de voir ! En revanche évitez de servir ces plats à vos invités, ils pourraient ne pas en apprécier l'idée !

Quel biberon et quelles tétines choisir ?

De nombreuses marques rivalisent d'arguments commerciaux pour vanter la ressemblance de leur biberon avec le sein maternel. En réalité, mieux vaut choisir une tétine longue, dont l'extrémité ira se placer aussi loin que possible dans la bouche de votre bébé, comme le fait le mamelon lorsqu'il s'étire au moment de la tétée. Pour permettre au bébé de bien prendre la tétine en bouche et qu'elle se positionne correctement entre sa langue et son palais, sa base doit être le moins large possible.

Le corps du biberon importe peu. Néanmoins, pour que la base de la tétine ne soit pas trop large, il faut bien sûr un biberon qui ne soit pas large non plus !

Toutefois, il n'y a pas de règle absolue en la matière. Le mieux est de pouvoir tester quelques marques afin de trouver celle qui correspond le mieux à votre bébé. Il se peut, par exemple, qu'il apprécie une tétine tout à fait différente de ce que nous venons de décrire ! Les bébés sont des êtres pleins de surprises…

Mon bébé va-t-il m'en vouloir de le sevrer ?

Vous en vouloir, l'expression est un peu forte ! En revanche, selon son âge et ses capacités à communiquer de telle ou telle façon, il est possible qu'il manifeste plus ou moins clairement son mécontentement. Le sevrage est une étape importante de sa jeune vie ! Si c'est lui qui s'est progressivement détourné du sein, vous ne redouterez pas de réaction de sa part, bien que vous puissiez être un peu émue si vous-même ne vous sentiez pas prête à le sevrer. Si c'est vous qui l'avez décidé, il peut y avoir des moments difficiles, en particulier si votre bébé a plus de quelques mois : il est possible qu'il manifeste son désaccord, parfois bruyamment.

Qu'il vous montre ou pas son mécontentement, pensez à verbaliser le sevrage : expliquez-lui ce qui va se passer, comment vous allez faire, peut-être pour quelle raison vous avez pris cette décision. Même si vous êtes un peu sceptique, si vous imaginez que votre bébé ne va pas comprendre, vous risquez d'être surprise par les résultats que l'on obtient auprès des tout-petits avec seulement quelques mots.

Comment vais-je faire pour apaiser mon bébé sans les tétées de réconfort ?

Vous avez peut-être pris l'habitude de réconforter ainsi votre bébé en cas de coup dur, et vous redoutez de ne plus avoir ce « joker magique » pour l'aider à surmonter les gros chagrins. S'il ne cherche pas le sein dans ces moments-là, vous pourrez bien évidemment le consoler sans problème en lui parlant, en lui caressant la joue, en lui faisant un câlin. Cela peut être un peu plus compliqué s'il cherche le sein et/ou le réclame. Même si vous n'avez plus de lait ou qu'il vous en reste peu et que cela vous convient, vous pouvez le laisser téter quelques instants en lui expliquant les choses : néanmoins, quel que soit son âge, cela peut être un peu confus pour lui.

L'important est de lui montrer que vous n'avez pas cessé de vouloir le réconforter, mais que vous le faites désormais autrement. J'insiste, quel que soit son âge, sur l'importance de la parole qui lui sera adressée pour l'accompagner.

C'est peut-être la fin de l'allaitement, mais c'est aussi une étape de plus pour lui vers l'autonomie, et c'est important de le valoriser.

Faites-lui confiance, il a aussi de nombreuses capacités qui lui permettent de tourner la page de l'allaitement, de grandir et de chercher en lui-même les ressources pour se rassurer sans téter !

Comment sevrer un bambin de plus de 12 mois ?

Sevrer un bambin est parfois un peu délicat, surtout pour sa maman. En effet, votre petit a désormais un large éventail de possibilités pour manifester son mécontentement, et il ne s'en prive pas : pleurs, cris, parfois mots, tout est bon pour vous faire savoir ce qui lui plaît ou lui déplaît (alors que les enfants plus jeunes ont moins de possibilités d'exprimer leur difficulté face au sevrage).

Pour franchir cette étape, vous pouvez vous faire aider par une consultante en lactation, qui préparera le sevrage avec vous et votre enfant.

Comme avec un bébé plus jeune, il est essentiel de l'avertir en amont de votre décision, quand vous êtes au clair avec celle-ci. Prenez bien le temps de la réflexion, parlez-en en famille, et ne le faites que quand vous êtes prête et déterminée : il y a de fortes chances que le sevrage ne se passe pas bien si ce n'est pas encore le bon moment.

Vous pouvez choisir une date à laquelle vous arrêterez d'allaiter (un anniversaire, un voyage, la reprise du travail, ou tout autre moment qui vous conviendra et correspondra à un événement particulier), puis en parler régulièrement à votre enfant jusqu'au jour J tout en commençant à diminuer progressivement les tétées : supprimez-en tout d'abord une seule sur une certaine période, puis une deuxième, et ainsi de suite.

Vous pouvez également réduire la durée des tétées, ou de certaines d'entre elles.

Sevrer très progressivement est généralement efficace et plus confortable pour tout le monde. Vous pouvez mettre en place un certain nombre d'actions pour y parvenir sans trop d'embûches :

- vous absenter à l'heure habituelle d'une de ses tétées et laisser le papa gérer ;

• lui proposer une activité qu'il apprécie particulièrement quand vous sentez qu'il pourrait avoir envie de téter ;

• ne pas vous mettre dans une situation où il tète habituellement systématiquement ;

• lui proposer un petit en-cas au moment où vous sentez que lui vient l'envie de téter, etc.

Au-delà de 12 mois, votre enfant ne doit pas nécessairement passer par la case biberon.

Il peut tout à fait consommer la quantité journalière de produits laitiers qui correspond à son âge en mangeant des yaourts et du fromage !

Peut-on faire une dépression au moment du sevrage ?

Les liens entre allaitement et dépression ont encore été peu étudiés à ce jour. On a identifié ce que l'on appelle le « réflexe d'éjection dysphorique » : la mère ressent des émotions très négatives un peu avant le réflexe d'éjection du lait, et cela perdure durant quelques minutes.

On n'a pas établi scientifiquement que le sevrage serait un moment particulièrement à risque pour la dépression. Cependant, les premiers mois de maternité étant riches en émotions fortes et variées, il est fréquent que les jeunes mères traversent un épisode dépressif durant cette période. Si le sevrage intervient alors que vous espériez continuer et/ou si vous savez que vous allaitez pour la dernière fois, vous pouvez ressentir un coup de blues, une nostalgie plus ou moins intenses. Il est temps pour vous de tourner la page d'un pan de votre maternité, et cela se fait couramment avec des émotions mitigées. Courage, gardez tous les bons moments que vous avez vécus en tête, ils feront partie de votre histoire et de celle de votre enfant pour toujours ! N'hésitez pas à vous faire aider pour passer ce cap si vous en ressentez le besoin.

SIGNES D'UNE DÉPRESSION

Heureusement, la dépression du post-partum est rare, contrairement au baby blues, petite déprime passagère qui survient après l'accouchement, courante chez les jeunes mamans.

Les signes d'une dépression sont : crises de larmes fréquentes, anxiété, irritabilité, sentiment de culpabilité intense, impression d'être dans l'incapacité de s'occuper de son enfant, mais aussi grande fatigue, et troubles du sommeil.

Mon bébé s'est sevré tout seul : est-ce une bonne chose ?

La bonne chose, c'est que vous n'aurez pas à mettre des stratagèmes en place pour sevrer votre bébé. En revanche, il est toujours plus difficile, pour une maman, de subir la fin de l'allaitement plutôt que de la décider. Si votre enfant s'est sevré à cet instant précis, même si vous n'étiez pas tout à fait prête, envisagez positivement votre expérience d'allaitement et sa durée. Je rencontre beaucoup de mamans qui, focalisées sur la durée d'allaitement qu'elles s'étaient fixée, oublient de valoriser le chemin réellement parcouru et gardent en tête l'amertume et la frustration d'un allaitement qui a pris fin trop tôt à leur goût. Peu importe à quel moment le sevrage survient, ces instants partagés et les bénéfices pour la santé de votre bébé sont acquis, et c'est cela qu'il est important de garder en soi.

Témoignages de mamans

« J'ai sevré assez facilement, en une dizaine de jours, un biberon le soir, puis le matin, et ainsi de suite... En fait, je n'avais même pas "programmé" ce sevrage, tout comme je n'avais pas anticipé l'allaitement. Mais j'avais tellement de mal à me sentir actrice de cet acte que je ne l'ai pas effectué très longtemps, à mon grand regret. »

Virginie

« J'allaite encore en ce moment (ma fille a 5 semaines), mais j'appréhende déjà beaucoup le sevrage car je n'en ai pas du tout envie. Comme je dois reprendre le travail dans un mois et demi, je ne pourrai plus l'allaiter exclusivement. Vu mon travail, ça sera très compliqué de tirer mon lait la journée et je refuse de devoir faire ça dans les toilettes comme si c'était quelque chose d'indigne. J'aimerais pouvoir conserver la tétée du matin et lui donner à volonté dès que je rentre le soir, mais je ne sais pas si ma production de lait va suivre dans ces conditions. Du coup, ça me rend vraiment triste, mais je me dis qu'au moins, je lui aurai donné ce qu'il y avait de mieux pour elle aussi longtemps que je le pouvais. »

Sophie

« J'ai sevré ma fille quelques jours avant ses 12 mois (nous étions prêtes toutes les deux, mais j'ai eu un pincement au cœur car je savais que je n'aurais pas d'autre enfant et que je n'allaiterais donc plus jamais). En fait, le sevrage s'est fait sur une très longue période de plusieurs mois : j'ai enlevé une tétée tous les mois environ jusqu'à ne plus garder que celle de 5 heures du mat' (contrainte et forcée), celle du matin et celle d'avant le dodo. Les derniers temps, il ne lui restait plus que celle du matin. Le matin où j'ai donné la dernière tétée a été particulier : je suis restée toute seule avec elle dans ma chambre, pour en faire un moment de douceur car je savais que ce serait la dernière fois. »

Coralie

« Pour ma grande, c'est elle qui a décidé de la fin de son allaitement. Je me disais déjà depuis un mois que je devrais arrêter pour vivre un peu plus pour moi mais je n'arrivais pas à m'y résoudre. Trop fusionnelles toutes les deux… Puis un soir, elle a refusé mon sein. J'ai pleuré de nostalgie, mais aussi de soulagement. C'est elle qui a pris la décision que je n'arrivais pas à prendre. »

Julie

« J'ai sevré mon fils à 11 mois car j'étais enceinte. C'était difficile pour moi de m'y retrouver dans cette situation, j'étais perdue. Je n'arrivais pas à concilier allaitement et grossesse. Mes seins étaient douloureux et je donnais le sein à mon fils à contrecœur. Je lui ai expliqué pourquoi on arrêtait. Son papa a pris le relais (surtout pour les nuits) et la transition s'est faite en douceur. La fin d'une belle aventure et le début d'une autre. »

Corinne

« Pour l'anecdote, même si j'y suis allée très progressivement, j'avais les seins comme des pastèques et super douloureux. Au bout de trois jours, j'ai demandé conseil à une amie qui s'y entend et qui m'a dit : "Écoute, soit tu vides tes seins, soit tu mets ta fille au sein une dernière fois, histoire de te soulager un peu." J'ai donc pris ma fille, nous nous sommes installées dans la chambre et je l'ai mise en position d'allaitement. Elle a reculé. OK. Je me suis allongée sur le côté, je l'ai prise contre moi, elle a reculé. Je l'ai reprise contre moi, elle a tiré la langue, a reculé et, en me regardant, m'a fait un "non" franc avec son doigt. Je me suis rhabillée et j'ai compris que c'était définitivement terminé. »

Eva

« Pour ma fille, le sevrage a été très compliqué à mettre en œuvre. Après quatre mois, elle allait commencer à être gardée par sa nourrice. On a dû mettre fin à l'allaitement. Tout le monde s'y est essayé, jusqu'à la gardienne de notre immeuble ! Et puis un jour un biberon avec une tétine plus large maintenu un peu plus fermement a permis de démarrer ce sevrage. Pour son frère, aucun souci : Louis était tellement glouton que cela s'est passé sans problème ! »

Clothilde

« Pour mon premier, le sevrage s'est fait tout naturellement, il ne tétait presque plus à 18 mois et j'étais enceinte de mon deuxième loulou, j'avais très mal aux seins, donc je lui ai dit que c'était fini. Il a très bien pris la chose et tout s'est passé en douceur. Par contre, mon petit dernier qui a 18 mois tète encore et n'a pas du tout envie d'arrêter. J'ai essayé à plusieurs reprises mais j'ai droit à des crises de larmes interminables, alors je continue en lui expliquant qu'il devient grand et que ce serait bien d'arrêter… J'adore allaiter, mais si je l'écoutais, il passerait la journée au sein et je ne veux plus, alors on parlemente. Pour le moment, je continue, jusqu'au jour où un de nous deux craquera le premier ! »

Maeva

BONNES ADRESSES

Conseil et soutien à l'allaitement

www.allaitement.com Site d'information sur l'allaitement où interviennent des consultantes en lactation IBCLC. Vous pouvez notamment recevoir des newsletters en fonction de votre stade de grossesse, puis au fil de votre allaitement ! News, astuces, solutions aux principales difficultés rencontrées.

www.allaiteraparis.fr Le site de Véronique Darmangeat, consultante en lactation à Paris.

http://www.lactissima.com/a-tire-d-ailes/ Le blog de Véronique Darmangeat autour de l'allaitement en travaillant.

www.lactariums-de-france.fr Le site de l'ADLF (Association des lactariums de France).

http://www.lllfrance.org/ Le site de la Leche League.

http://www.who.int/topics/breastfeeding/fr/
Le site de l'OMS.

Pages Facebook :

- Allaiter les pieds sur terre, communauté de mamans allaitantes.
https://www.facebook.com/pages/Allaiter-les-pieds-sur-Terre
- Mille infos sur l'allaitement maternel.
https://www.facebook.com/miamroubaix

Consultantes en lactation IBCLC

www.consultantenlactation.com Association Prolactin' (consultantes en lactation libérales).
www.ilca.org Association internationale des consultantes en lactation.

Shopping

MamaNana
www.mamanana.com
Vêtements, sous-vêtements d'allaitement et petits accessoires.

Davaï
https://www.facebook.com/DavaiParis
Manteaux de portage et vêtements étudiés pour être portés enceinte ou pas.

Medela
http://www.medela.com/FR/fr/breastfeeding.html
Tire-lait et petit matériel pour conserver le lait.

Emoi-Emoi
http://www.emoi-emoi.com
Vêtements de grossesse et d'allaitement.

Allaitement-shop.com
http://www.allaitement-shop.com/
Sous-vêtements d'allaitement, vêtements d'allaitement et de grossesse.

BIBLIOGRAPHIE

L'Allaitement malin, Véronique Darmangeat, Éditions Quotidien Malin, 2013.
Le Guide pratique de l'allaitement, Christilla Pellé-Douël, Éditions Marabout Pratique, 2013.
L'Art de l'allaitement maternel, la Leche League, Éditions Pocket, 2012.
Allaiter et reprendre le travail, Véronique Darmangeat, Éditions Chronique Sociale, 2012.
Ocytocine : l'hormone de l'amour, professeur Kerstin Uvnäs Moberg, Éditions Le Souffle d'Or, coll. « Champ d'idées », 2006.
Au sein du monde, Nathalie Roques, Éditions L'Harmattan, 2003.

GLOSSAIRE

Abcès du sein

L'abcès du sein est une affection en général sans gravité, qui survient le plus souvent au début de l'allaitement. Elle est due à l'infection bactérienne d'un des canaux conduisant le lait vers le mamelon (canaux galactophores) ; cette infection s'introduit par une crevasse du mamelon et se développe, ce qui crée un abcès.

Un abcès du sein se traduit par une fièvre élevée survenant progressivement, par un état de fatigue et de malaise (on a coutume de dire que cela ressemble aux symptômes de la grippe) et par une douleur localisée dans le sein atteint. Celui-ci est anormalement rouge et chaud, et présente une zone dure en regard de l'abcès.

Colostrum

Le colostrum, liquide épais et jaunâtre, est le premier lait sécrété par les glandes mammaires après l'accouchement. Il s'écoule même parfois avant l'accouchement, dès le quatrième mois de grossesse.

Dans les heures qui suivent la naissance du bébé, le colostrum présente une faible teneur en sucre et en lipides ; tout comme le lait maternel mais de façon plus concentrée, il apporte au nouveau-né des défenses irremplaçables, le protégeant contre de nombreuses infections. Il contient notamment des immunoglobulines A, anticorps de protection de la muqueuse digestive, et des lymphocytes B et T, qui participent à la défense de la muqueuse de l'intestin.

D'autres éléments, comme le *Lactobacillus bifidus* (notamment présent dans le tube digestif), favorisent l'implantation d'une flore intestinale favorable à une bonne digestion (avec les bactéries saprophytes), diminuant ainsi le risque de gastro-entérite pour le bébé.

Consultantes en lactation

Les consultantes en lactation certifiées par IBCLC (International Board Certified Lactation Consultants) sont des spécialistes reconnues de l'allaitement dans le monde entier qui ont rempli des conditions d'admissibilité exigeantes en termes d'heures de soutien offertes aux mères allaitantes, ont au moins un niveau Bac +3 et ont réussi un examen international qui a lieu le même jour chaque année dans de nombreux pays du monde. Elles doivent repasser l'examen certifiant tous les 5 ans et justifier d'un certain nombre d'heures de formation continue pour y prétendre. Elles peuvent être déjà soignantes (sages-femmes, infirmières puéricultrices, auxiliaires de puériculture) ou venir d'autres domaines professionnels, tant qu'elles peuvent justifier d'au moins 1 000 heures de soutien à l'allaitement maternel au cours des 5 dernières années (leur éventuelle expérience d'allaitement n'est pas comptabilisée) et d'au moins 90 heures de formation spécifique à l'allaitement sur cette même période. Elles ont les compétences et les connaissances indispensables pour apporter une aide de qualité aux bébés et aux mères dans le domaine de l'allaitement. Elles sont également formées à l'écoute active, et accompagnent les familles dans l'empathie et le non-jugement. Elles travaillent dans les hôpitaux, les PMI, les maternités ou encore en libéral.

Courbes de croissance

On peut suivre la croissance d'un enfant en se référant aux courbes de croissance qui sont données dans son carnet de santé. Ses courbes de poids et de taille doivent se situer entre les courbes maximum et minimum. Elles évoluent, bien sûr, selon son âge.
Les courbes de croissance des bébés allaités sont légèrement différentes de celles des bébés nourris au lait artificiel : la pente est plus rapide au début, mais la cassure se fait plus tôt que pour les autres nourrissons.
Notons qu'il existe des courbes de croissance spécifiques pour les bébés allaités éditées par l'OMS, et aussi que les courbes de croissance des carnets de santé français tiennent compte de la morphologie des bébés des années 1960-1970...
http://marrainesdelait.com/ressources/courbes-de-croissance-oms-bebes-allaites

DAL (dispositif d'aide à l'allaitement)

Le dispositif d'aide à l'allaitement est un récipient pendu au cou de la maman contenant du lait (maternel idéalement).

Le bébé aspire ce dernier par une petite paille fine reliée au DAL tout en tétant le sein de sa mère. Ainsi, il reçoit la quantité de lait qui lui est nécessaire tout en stimulant la lactation et en apprenant à téter. Le DAL est souvent utilisé pour les bébés prématurés qui n'ont pas encore une tétée suffisamment efficace.

Engorgement mammaire

C'est une complication fréquente et bénigne de l'allaitement qui survient le plus volontiers au début, en particulier au cours de la montée de lait.
En effet, le nouveau-né peut ne pas téter assez vigoureusement les seins de sa mère. Il ne les vide pas complètement, et ceux-ci restent, de ce fait, durs, tendus et douloureux. La maman présente parfois une fièvre modérée (38 °C). Le traitement consiste à mettre très souvent son bébé au sein et/ou à vider les seins manuellement.

Frein de la langue

Le frein de la langue est le petit repli muqueux qui la relie au plancher de la bouche. Il est parfois un peu court chez le nouveau-né ou le nourrisson, mais il l'empêche rarement de sucer ou d'utiliser sa langue normalement. En revanche, il peut parfois l'empêcher de téter correctement et causer des douleurs à la mère lors des tétées. Dans ce cas, il peut être nécessaire qu'un ORL le coupe : c'est un acte bénin, rapide et peu douloureux. Le frein de la langue s'allonge au fur et à mesure que l'enfant grandit.

Liquide amniotique

C'est le liquide de couleur claire dans lequel baigne le fœtus, au sein de la bulle que constituent les membranes (poche des eaux) et le placenta.
Le liquide amniotique provient essentiellement de l'urine et des sécrétions broncho-pulmonaires du fœtus ainsi que de celles des membranes. Le liquide amniotique se renouvelle en permanence ; il est avalé par le fœtus puis éliminé au cours de la miction.

Mastite

Appelée aussi « lymphagite », la mastite est une affection de la glande mammaire d'origine inflammatoire ou infectieuse, qui survient pendant l'allaitement : une zone rouge et douloureuse apparaît sur le sein, qui est tendu ; elle peut s'accompagner de fièvre, de courbatures et d'une fatigue intense. Elle est due à l'obstruction d'un canal galactophore. Les facteurs prédisposants sont la fatigue et le stress ; aussi le repos absolu est-il nécessaire pour favoriser la désobstruction du canal. Pour soulager la douleur, il est possible de prendre un antalgique ou même un anti-inflammatoire. Il est recommandé de consulter son médecin si la fièvre persiste.

Montée de lait

Elle a lieu entre le deuxième jour et le quatrième jour après l'accouchement, grâce à une hormone, la prolactine. La production de lait maternel devient importante pour s'adapter aux besoins du nouveau-né, qui augmentent. Le lait « blanc » remplace alors le colustrum. La montée de lait se traduit en général par un gonflement très important des seins, ces derniers pouvant être douloureux. Le meilleur moyen pour se soulager et surtout éviter l'engorgement, est de mettre son bébé au sein.

Ocytocine

C'est une hormone produite par l'hypothalamus et stockée au niveau de l'hypophyse. Elle joue un rôle dans la lactation, et la tétée stimule sa sécrétion (provoque les contractions des alvéoles, qui chassent le lait dans les canaux lactifères. Le lait s'accumule dans les sinus lactifères, derrière le mamelon et l'aréole). Le taux d'ocytocine augmente dès la mise au sein.

Lors des premières semaines d'allaitement, ces pics hormonaux peuvent se produire sous la simple influence de facteurs émotionnels (en réaction aux pleurs du bébé, par exemple), et déclencher des réflexes d'éjection anarchiques, ou « fuites de lait ». À l'inverse, ces réflexes d'éjection peuvent être inhibés par des situations de stress, la douleur ou bien l'anxiété.

Progestérone

La progestérone est une hormone sécrétée par le placenta pendant la grossesse. Elle exerce un effet relaxant sur l'utérus, augmente les sécrétions du col de l'utérus, maintient la vascularisation de la muqueuse utérine et prépare les glandes mammaires à la lactation.

Prolactine

Hormone sécrétée par la partie antérieure de l'hypophyse, la prolactine permet le déclenchement et le maintien de la lactation. C'est la stimulation du mamelon lors de la tétée qui favorise la sécrétion de prolactine.

Reflux gastro-œsophagien

Le reflux gastro-œsophagien est un problème purement mécanique, lié à la mauvaise fermeture de l'orifice qui relie l'œsophage à l'estomac (béance du cardia). Celui-ci disparaît autour de l'âge de 1 an, parfois même avant, lorsque l'alimentation commence à se diversifier et que le bébé se tient assis. Le reflux peut être impressionnant (vomissement) ou discret, restant au niveau de l'œsophage qui est alors irrité par les acides gastriques ; dans ce cas, il est douloureux et entraîne des pleurs. Les principaux symptômes sont des régurgitations nombreuses et régulières, des pleurs après la tétée ou le biberon ou encore des rots douloureux plusieurs minutes après le repas. Le bébé peut aussi souffrir d'une toux sèche et rauque, surtout lorsqu'il est en position allongée. Le traitement est essentiellement postural (bébé surélevé dans son lit) et éventuellement médicamenteux (traitement antireflux).

Régurgitation

Au cours d'une tétée, le bébé peut faire un rot qui provoque une remontée de lait, une régurgitation. Ce petit trouble n'est pas inquiétant lorsqu'il survient juste après la tétée.
En revanche, la répétition de ce phénomène ou son apparition longtemps après les repas, des signes de douleur (le bébé se tortille) et une certaine pâleur sont les signes d'un mauvais fonctionnement de la zone de jonction entre l'estomac et l'œsophage. Il peut s'agir alors d'un reflux gastro-œsophagien nécessitant parfois un traitement approprié que vous prescrira votre médecin.

Relactation

La relactation consiste à relancer la lactation d'une femme qui n'a pas allaité ou dont l'allaitement a été interrompu durant une longue période. La relactation est possible dans certains cas et dans un certain cadre.

C'est un processus exigeant qui implique de tirer son lait de nombreuses fois par jour et qui peut être accompagné d'un traitement médicamenteux parfois controversé.

Retour de couches

C'est la réapparition des règles après un accouchement. Si la femme n'allaite pas, le retour de couches survient entre six et huit semaines en moyenne après l'accouchement. Si elle allaite, il a lieu environ quatre à six semaines après l'arrêt de l'allaitement. Toutefois, en cas d'allaitement prolongé, les règles réapparaissent le plus souvent cinq à six mois après la naissance du bébé, même si la femme allaite toujours.

Seins

Les canaux galactophores issus des glandes qui sécrètent le lait convergent vers le mamelon, qui est entouré d'une zone pigmentée appelée aréole. Juste avant l'accouchement, parfois dès le quatrième mois de grossesse, les glandes du sein produisent un liquide séreux, le colostrum, qui précède la montée de lait. Celle-ci survient en général au troisième jour, sous l'influence des hormones sécrétées en post-partum.

Tire-allaitement

C'est le fait de récupérer du lait maternel, soit avec un tire-lait, soit manuellement, et de nourrir son bébé exclusivement avec ce lait, au biberon ou à la tasse.

Vergetures

Ces stries longilignes sur la peau, plus ou moins larges, sont provoquées par une rupture des fibres élastiques du derme. Elles surviennent chez près de 75 % des femmes enceintes, en général à partir du sixième mois de grossesse.

Les vergetures sont le plus souvent localisées sur l'abdomen, les fesses, les hanches, les cuisses et les seins. D'abord violacées, elles prennent ensuite une couleur blanc nacré. Elles sont irréversibles, mais deviennent moins visibles après avoir cicatrisé et blanchi. L'apparition de vergetures est plus fréquente chez les femmes de moins de 20 ans, chez celles ayant une carnation blonde ou rousse, en cas de prise de poids excessive et lors de la première grossesse.

INDEX

N, O

P

R

S

T

U, V

Photogravure : Nord Compo
Imprimé en Italie par Rotolito S.p.A.
Dépôt légal : janvier 2021
324712/01 - 1399538 - octobre 2020